TRAITÉ
DES MALADIES
DE LA PEAU
EN GENERAL;

Avec un court Appendix sur l'efficacité des Topiques dans les Maladies internes, & leur maniére d'agir sur le Corps humain.

Traduit de l'Anglois du Docteur TURNER, *par M.* ***.

TOME SECOND.

A PARIS,
Chez JACQUES BAROIS, Fils, Libraire, Quai des Augustins, à la Ville de Nevers.

M. DCC. XLIII.

Avec Approbation & Privilége du Roi.

TABLE DES CHAPITRES.

CHAPITRE CINQUIE'ME.

Fin de la Table des Chapitres.

FAUTES A CORRIGER dans le second Volume.

Page 10. *ligne* 8. *après* cire, *lisez* ℥.
Ibid. ligne 9. *lisez* de la rave.
Page 32. *ligne* 14. *après* chacune. *lisez* ℥.
Page 62. *ligne derniere, lisez* renvoye.
Page 75. *ligne* 3. lotion, *lisez* potion.
Ibid. ligne derniere, la, *lisez* en.
Page 83. *ligne* 19. *lisez* ℥.
Ibid. ligne 20. *après* lin, *lisez* ℥.
Page 91. *ligne* 15 *lisez* verveine.
Page 153. *ligne* 6. *après* sel, *lisez* ℥.
Page 159. *ligne* 21. *lisez* de l'huile.
Page 163. *ligne* 26. *après* vache, *eff. le point & la virgule.*
Page 229. *ligne* 16 *lisez* d'aile.
Page 294 *ligne* 21. *lisez* plaisir.
Page 297. *ligne* 24. Pancirole, *lis.* Panarole.
Page 266 *ligne* 9. Placentius, *lis.* Placentinus.
Page 286 *ligne* 12. de la figure d'un cœur.
Page 315 *ligne* 5 *lisez* sanguin.
Page 336. *ligne* 15. tempérans, *lisez* absorbans.

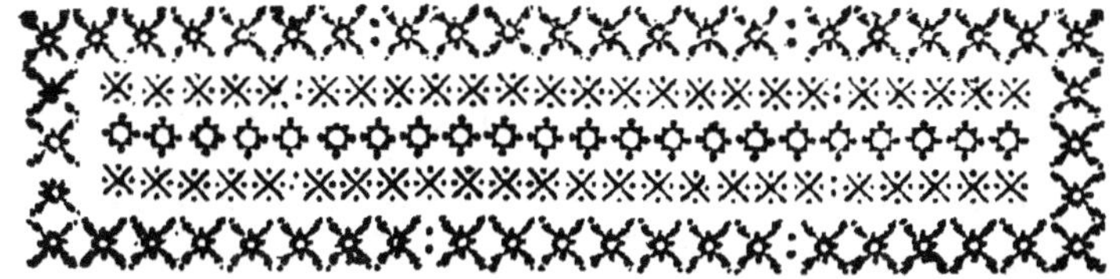

DES MALADIES DE LA PEAU EN GENERAL.

SECONDE PARTIE.

CHAPITRE V.

Des Maladies qui attaquent la peau des mains & des pieds.

NOUS plaçons parmi ces indiſpoſitions le *panaris* avec les excroiſſances douloureuſes qui en réſultent quelquefois aux côtés & à la racine de l'ongle ; les *engelures* , les *poireaux* , les *cors* , les *fentes* , les *crevaſſes* & quelques affections des ongles.

Le panaris eſt de deux eſpéces ; le bénin & le malin. Le premier eſt une tumeur ſuperficielle & douloureuſe qui naît vers les bouts des doigts , à l'occaſion d'une ſéroſité âcre & corroſive, qui ramassée sous la cuticule, y produit une petite élévation, dont la blancheur, la transparence & la fluctuation indiquent le tems de l'ouverture, après laquelle la douleur se dissipe, & la plaie se guérit sans peine, si elle n'affecte que la partie charnue du doigt. Mais si le mal va plus loin, il y a souvent à craindre pour la perte de l'ongle, & plus d'embarras à essuyer, à cause de l'excroissance nommée *Pterygion*, qui en est la suite.

Le cataplasme avec le pain & le lait, ou avec la racine de lys ; le *basilicum*, ou l'emplâtre de mélilot sont les topiques ordinaires dans l'espéce bénigne. On procure, quand il en est tems, la sortie de l'humeur en piquant la tumeur, ou en emportant la peau, qui se régénére bientôt par l'application de quelqu'un des *Epulotiques* ordinaires.

Mais l'espéce maligne produite par une humeur beaucoup plus *aduste*, & d'un caractére extrêmement piquant & corrosif, demande beaucoup plus d'attention, & a besoin de toute la prudence d'un Praticien expérimenté. L'ignorance du Chirurgien, & l'obstination du Malade à s'opposer à l'incision jusqu'au périoste, & même jusqu'à l'os, dans le tems convenable, ont souvent occaſionné la gangréne, la perte de pluſieurs phalanges, & la mort même. Ce n'eſt donc pas ſans raiſon que *Guidon* & *Jean de Vigo* ont jugé cette maladie mortelle. Pour prévenir cette cataſtrophe, & ſauver la partie affectée, tout le monde convient aujourd'hui que dès que la douleur commence à devenir extrême, il faut ſans attendre aucune fluctuation dans la tumeur, y faire une inciſion profonde, en évitant autant qu'il eſt poſſible, les tendons & les vaiſſeaux. On donne par-là iſſue à la matiére corroſive dont une ou deux gouttes dépoſées ſur le périoſte, ou ſur l'os même, produiſent quelquefois tous les accidens.

J'avoüe que je ne comprends pas *Hildan*, lorſqu'il dit (*a*) qu'en coupant ſeulement, ou emportant ſuperficiellement la peau, on découvrira une tache rouge. Pour moi je n'ai jamais pû ſoulager le Malade qu'en inciſant plus profondément, & même juſqu'au périoſte, comme je l'ai déja remarqué.

Il ſeroit à ſouhaiter que cette méthode d'*Hildan* pût toûjours ſuffire. Outre la douleur qu'on épargneroit par-là au Malade, on éviteroit le danger qui

(a) *Obſervat. Cent.* 1. *obſ.* 97.

peut suivre l'opération, & le Chirurgien auroit beaucoup moins de peine dans la cure : mais je doute fort qu'en coupant ainsi superficiellement la peau, même dans le commencement, on découvrît toûjours la sanie corrosive, ou la tache rouge dont parle cet Auteur.

Il arrive souvent que lorsque le *panaris* situé à côté, ou à la racine de l'ongle, s'est déchargé de sa matiére, il survient aux parties excoriées une chair fongueuse & mouvante qui croît encore si on ne la délivre de la compression, en emportant le bord de l'ongle où cette chair naît. Le même accident est produit par des esquilles, des épingles, des aiguilles, & tout ce qui s'insinuant audessous de l'ongle, y fait solution de continuité. Il survient aussi aux doigts des pieds, à l'occasion des souliers étroits, de tout ce qui comprime l'ongle, & peut le faire recourber dans la chair, ou pique, ou coupe jusqu'au vif. Cette incommodité est nommée *pterygion* par les *Grecs ; ruduvia & excrescentia unguis fungosa* par les *Latins*. Le principal moyen de la détruire consiste à couper la partie de l'ongle, qui par sa compression occasionne le mal : cette opération peut se faire quelquefois en introduiſant au-deſſous la pointe des ciſeaux, & emportant ainſi tout-à-la-fois la cauſe de l'excroiſſance. Mais ſi l'obſtination du Malade, la grande ſenſibilité de la partie, & la préſence de la chair fongueuſe interdiſent cette voie, on doit commencer par conſumer le *fungus* par quelque poudre *cathérétique*, ou autre eſcarotique doux : quoique ſi elle s'éléve de la groſſeur d'un gros pois, ou d'une féve, & que ſa baſe étroite le permette, la voie la plus courte eſt de la couper, & jetter enſuite ſur la racine un peu de vitriol crud, ou la ronger avec la pierre infernale. Quand cela eſt fait, on entreprend d'emporter la partie de l'ongle recourbée en dedans : ſi l'on ne peut pas encore y parvenir, il faut continuer de ronger juſqu'à ce que le *fungus* ſoit ſuffiſamment détruit, & qu'on ait emporté de l'ongle tout ce qui eſt néceſſaire pour qu'il ne s'enfonce pas de nouveau dans la chair.

Il n'y a rien de meilleur pour conſumer ces excroiſſances que le précipité rouge ordinaire. Il agit ſans cauſer beaucoup de douleur, & fait des merveilles dans ce cas ; j'en couvre ordinairement le *fungus*, je mets enſuite par-deſſus un plumaceau chargé de quelque lénitif, & je laiſſe le tout ſur la partie pendant deux jours : il ſe fait durant ce tems-là une fonte conſidérable, & j'emporte avec mes ciſeaux ce qui ne ſuit pas l'appareil : j'applique encore du même précipité, ſi je vois qu'il ſoit néceſſaire. Je détruis par ces moyens non-ſeulement l'excroiſſance, dans trois ou quatre panſemens, mais je cicatriſe même ſouvent la plaie ſans le ſecours d'aucune autre application.

Nous venons à préſent aux *Engelures* qui attaquent communément en hyver la peau des mains & des pieds. La chaleur & la démangeaiſon qui les accompagnent, les rendent très-incommodes.

La maladie eſt évidente par elle-même. La grande rougeur accompagnée quelquefois de l'enflûre inégale de la peau ; la chaleur brûlante, la cuiſſon, le fourmillement & la démangeaiſon qui ſurviennent en tems froid, aux différentes parties des mains & des pieds, chez ceux ſur-tout qui ont été ſujets auparavant à cette incommodité, ne nous laiſſent aucun doute là-deſſus. Les engelures attaquent auſſi quelquefois le viſage & le bout du nez, comme *Sennert* l'a obſervé.

Elles ſont produites par l'arrêt & la

ſtagnation du ſang à l'occaſion du reſſerrement cauſé par le froid, dans les vaiſſeaux capillaires de la peau; où les humeurs s'arrêtant de plus en plus, ſe corrompent, déchirent les fibres, ulcérent les parties, & y élévent des veſſies, ou du moins y excitent par leur ſéjour, la chaleur & la démangeaiſon: enfin le dérangement une fois cauſé dans le tiſſu des parties affectées, les expoſe à la même incommodité, au retour de l'hyver.

Les engelures attaquent le plus communément les enfans & les jeunes perſonnes. Lorſqu'elles viennent aux talons, on leur donne le nom de *Mules*.

La premiére attention qu'on doit avoir dans la cure, ſur-tout lorſque la peau n'eſt ni ouverte, ni ulcérée, eſt d'ouvrir les pores de cette derniére pour donner iſſue à l'humeur arrêtée: on ſe ſert pour cet effet d'une fomentation réſolutive, appliquée ſur la partie affligée, avec des morceaux de flanelle chaude: d'autres font uſage de la ſaumure de bœuf, ou de l'eau ſalée; ou bien ils brûlent les engelures à la chaleur du feu: d'autres au contraire trempent les pieds dans de l'eau froide, ou frottent les parties affectées avec de la neige: pratique employée dans les pays du Nord par ceux qui ont les membres gelés.

Guillaume Fabrice (a) nous dit que les Peuples Septentrionaux, à leur retour d'un voyage, ou de la campagne, ont coûtume, avant d'entrer dans leurs chambres à poëles, de frotter avec de la neige les parties gelées, telles que les doigts des mains & des pieds, les oreilles & le nez; crainte que sans cette précaution ces parties ne se mortifiassent, ou ne tombassent à l'approche soudaine du feu. Cet Auteur donne de cette pratique un exemple bien remarquable qu'il dit lui avoir été rapporté par un Seigneur qui voyageant dans ces climats, rencontra sur le grand chemin un pauvre Charretier roide de froid, & paroissant comme mort. On le conduisit sur sa charrette, au logis le plus proche, dont l'Hôte, au lieu de le laisser porter devant le feu, le fit plonger sur le champ dans l'eau froide; à la sortie de laquelle il lui fit avaler un verre d'hydromel avec quelques épiceries; après quoi il fut mis dans le lit, où ayant bientôt sué copieusement, il revint à lui-même, & se trouva guéri. Revenons à notre sujet.

Sennert (b) propose les remédes sui-

(a) *De Gangrenâ & Sphacelo.*

(b) *Prax. lib. 5. part. 1. cap. 15.*

vans pour les engelures.

Prenez du vin blanc une livre ; faites-y boüillir un moment une once d'alun, & en lavez les parties affectées. Ou,

Prenez de l'huile de laurier ℥ij. du miel ℥j. de la térébenthine ℥ß. mêlés.

Presque tous les Auteurs que j'ai lûs, vantent beaucoup le jus ou la décoction de navets, sur-tout s'ils ont été gelés ; & ils regardent alors ce remède comme le véritable spécifique de ce mal.

On recommande aussi le vin boüilli avec du sel & de l'alun, & réduit en cataplasme avec la farine de seigle, le miel & le soufre. L'encens formé en liniment avec la graisse de porc convient aussi.

Mayerne (*a*) prescrivoit les remédes suivans pour la Reine d'*Angleterre*, sujette aux engelures, en tems de gelée.

Prenez de la décoction de raves bien chaude, fomentez-en les parties affectées, ou appliquez-y pendant une heure les raves même boüillies, ou cuites devant le feu, & continuez ce reméde pendant plusieurs matins de suite. Ou,

Prenez une grosse rave creuse, remplissez-en la quatriéme partie de poudre de racine de Cyclamen, *& le reste d'onguent*

(a) *Med. form. p. Reg. Anna & Maria. p.* 109. 110.

rosat blanc, & de blanc de Baleine; couvrez-en l'ouverture, & la cuisez, selon l'Art, sous la Campane, *jusqu'à l'épaississement des substances grasses. Exprimez ensuite fortement le tout, & ajoûtez à l'expression, des graisses de canard & de porc récentes, de chacune ℥ij. de l'huile d'œufs ℥j. de la cire ʒß. cuisez encore jusqu'à la consomption du jus de raves, en remuant toûjours les matiéres. Versez-y ensuite ce qu'il faut de bon esprit de vin, pour former une espéce de cérat que vous laverez bien, & que vous appliquerez sur les parties, principalement à l'heure du coucher, étendu sur un linge, ou du coton.*

Voilà certainement bien de la pompe, tandis que des remédes beaucoup plus simples & plus faciles à préparer, sont aussi efficaces. De cette espéce est le suivant que le même Auteur dit être certain contre les engelures.

Prenez une rave cuite sous les cendres, pelez-la, & appliquez-en la pulpe sur les engelures, aussi chaude qu'on pourra la souffrir. Tenez la partie chaude, & que le Malade reste au lit le jour de l'application. Le mal se dissipera par ce reméde, dit Mayerne, *dans un ou deux jours.*

L'emplâtre de soufre de *Rulandus* convient aussi dans le même cas.

Olaüs rapporte dans ſa Relation des Pays froids, que les perſonnes qui y ſont fort affligées de cette incommodité, n'ont pas de meilleur moyen de ſe ſoulager que par la poudre de peau de liévre, dont *Schenkius* (*a*) parle comme d'un ſécret, & qu'il appelle *Remedium rarum*; mais il ne dit point de quelle maniére on le prépare, ni comme l'on s'en ſert. Pour moi j'aurois beaucoup plus de foi à la peau de cet animal, appliquée ſur les parties pour les défendre du froid, qu'à cette même peau réduite en poudre.

Il me ſouvient qu'étant ſujet dans ma tendre jeuneſſe, aux engelures des talons, en tems de gelée, je me ſervois pour défenſif d'une emplâtre faite de diapalme, de bol, d'huile-roſat & de vinaigre, qui fortifioit & garantiſſoit en même tems la partie de la *congeſtion* des humeurs. De ſorte qu'en la renouvellant dès qu'elle devenoit lâche, j'étois peu, ou point incommodé de ce mal pendant l'hyver.

Lorſque les engelures viennent à s'ouvrir ou à s'ulcérer, on doit les panſer avec le *pompholyx*, ou mon onguent de pierre calaminaire, qui eſt dans ce

(a) *Obſerv. Med. lib.* 5. *obſ.* 7.

cas le meilleur reméde que je connoiſſe : mais de quelques topiques qu'on ſe ſerve, il y a certaines engelures, ſurtout celles des enfans des gens pauvres, obligés à toûjours courir, qui ne guériront point avant l'approche de l'été. Nous paſſons à préſent aux *Poireaux* & aux *Cors*.

Quiconque en a été tourmenté, ne traitera point de bagatelle le tems que j'emploierai à les décrire, & encore moins les remédes que je propoſerai pour en calmer la douleur, ou les détruire entiérement. Les tourmens qu'ils font ſouvent ſouffrir, ont fait dire à l'humain & ſçavant Docteur *Sydenham*, que ſi quelqu'un employoit toute ſa vie à découvrir un ſpécifique pour les *Cors*, il mériteroit bien de la poſtérité, & auroit ſuffiſamment ſervi le genre humain.

Ces tubercules ou excroiſſances cutanées ont reçu différens noms de leurs différentes reſſemblances : le plus général eſt celui de *Verrues*, ainſi appellées, dit *Sennert*, parce qu'elles paroiſſent ſur la ſurface de la peau, comme des petites éminences, ou monticules : on les nomme *Poireaux*, à cauſe des petites fibres ou filamens, qui ſemblables aux racines des Porreaux, attachent fortement quelques-uns de ces tubercules à la peau. On donne à certaines le nom de *Myrmecia*, mot grec qui veut dire *Fourmi*, parce que quand on lie ces excroissances, on y sent un fourmillement semblable aux morsures de cet insecte. Ces espéces de Verrues ont des racines profondes, la base large & la tête étroite, & peu saillante; d'où on les a nommées aussi *Verrucæ sessiles* : celles-ci attaquent le plus communément, selon *Celse*, les paûmes des mains & les plantes des pieds. Il y en a d'autres contraires à celles-là, qu'on appelle *Pendantes*, en grec *Acrochordons*, *quòd exiguo quasi pediculo, ut de chorda dependeant*. Ces derniéres se terminent d'une base étroite en une tête large & longue : elles naissent plusieurs ensemble sur les mains des enfans, & tombent quelquefois insensiblement, ou disparoissent d'elles-mêmes. Elles parviennent souvent à occuper l'étendue d'une petite féve, & de cette espéce sont, selon quelques Auteurs, celles qu'on nomme *Thymi*, de la ressemblance de leur tête à la fleur de thym. Si elles sont encore plus grandes, & qu'elles ressemblent à l'intérieur des figues, elles prennent le nom de *Fics*, avec lesquels les *Condylo-*

mes ont quelque rapport : mais ces derniers paroissent ordinairement sur, ou près des parties de la génération, & sont souvent symptôme de la Vérole.

Les *Cors* nommés par les Latins *Verruca alba*, ou *Clavi*, de leur ressemblance à la tête d'un clou, attaquent quelquefois les doigts, mais le plus souvent les orteils & les plantes des pieds ; où ils incommodent souvent beaucoup en marchant, sur-tout dans les chemins raboteux. Cette derniére espéce a communément une tache noire dans le centre, qui ressemblant à la prunelle de l'œil, a reçu le nom d'*Oculus picæ*, œil de pie. Ils sont ordinairement produits par quelque compression externe.

Les *Acrochordons*, ou Verrues pendantes, & les *Thymi* se dissipent quelquefois sans remédes, selon *Jean Tagaut* (*a*), ou ils sont du moins très-faciles à détruire : mais les *Myrmecia* & les *Cors* se dissipent rarement sans le secours de la Chirurgie.

M. *Wiseman* (*b*) prétend qu'il y a cette différence essentielle entre la *Verrue* & le *Cors*, que la premiére pousse de la peau en dehors, tandis que le der-

(a) *Instit. Chirurg. lib. I. c. 9.*
(b) *Chirurg. lib. I. c. 20.*

nier commençant à la cuticule, jette ses racines en dedans.

On en attribue ordinairement la cause à une humeur épaisse ou visqueuse, arrêtée & durcie dans les vaisseaux lymphatiques cutanés. Mais *Platerus* croit avec plus de raison, que ces excroissances sont produites par le suc nourricier destiné à l'usage de la peau, & durci dans ses pores.

M. de la *Vauguion* (a) croit que lorsque les filamens nerveux du réseau, ou *plexus* de la peau sont rompus ou déchirés par quelque accident, le suc nourricier qui distille alors de leurs extrémités, se ramasse & se coagule sous l'épiderme, où il forme par son endurcissement les Cors & les Verrues, & quelquefois d'autres excroissances plus considérables. Si les Verrues, dit-il, sont placées sur les orteils, & pressées par le soulier, elles jettent leurs racines dans les tendons, où elles forment comme des ganglions : lorsqu'au contraire elles se continuent en dehors, & à une longueur beaucoup plus grande, on les appelle *Carnes* : celles-ci s'enracinent dans les ligamens & les os même, dont elles paroissent comme une prolonga-

(a) Operat. de Chirurgie, ch. 45.

tion. En voilà assez pour l'histoire & la description de ces Excroissances.

Le diagnostic est clair par ce qui précéde, le prognostic se découvrira par ce qui suit.

On vante plusieurs remédes pour la cure des *Cors* & des *Verrues*. Certains prétendent même avoir des emplâtres infaillibles contre ces excroissances, tandis que d'autres se vantent de les guérir radicalement en les coupant. Mais si ces imposteurs pouvoient exécuter ce qu'ils prétendent, nous ne rencontrerions assûrément pas autant de gens affligés de cette incommodité. Je vais rapporter, avant que de parler de l'opération, quelques-uns des principaux topiques recommandés par des Praticiens de nom.

Fallope prescrit les feüilles de saule ou leur suc; ou au défaut des feuilles vertes, leur poudre, ou celle de l'écorce de cet arbre, mêlée avec du vinaigre. On recommande aussi les sucs de scrophulaire, des racines d'*Arum*, d'astragon, de cyclamen, de chélidoine, &c. On détruit aussi les Verrues, dit *Sennert*, en les frottant avec de la niéle & de l'urine, ou en appliquant par-dessus le suc de feuilles de boüillon blanc, avec les fleurs pilées de la même plante ; ou en les fomentant avec la décoction de graine de moûtarde, de soufre & de sel, faite dans le vinaigre. Enfin on peut y appliquer pendant trois jours la poudre & les feuilles de sabine, macérées dans du vin ; ou l'herbe-à-Robert, la rhue & la millefeuille, pilées ensemble. Le suc laiteux des tiges de pissenlit, & l'eau qui distille d'un des bouts des sarmens, tandis qu'on les brûle par l'autre, sont utiles aussi.

Sennert (*a*) fait beaucoup de cas de l'emplâtre suivante, que *Wiseman* prescrit d'après lui.

Prenez de la poix navale ℥j. du galbanum dissous dans le vinaigre ℥ß. du sel ammoniac ℈j. du grand diachilum ʒiß. mêlés selon l'Art.

L'emplâtre de gomme ammoniac est aussi fort utile, de même que les sucs de souci & de pourpier : ce dernier surtout est si efficace, selon *Riviere* (*b*), qu'on détruit les Verrues dans sept ou huit jours en les frottant deux fois par jour avec les feuilles écrasées de la plante, appliquées ensuite sur les excroissances, en forme de cataplasme. Le

(a) *Lib. 5. part. 1 cap. 37.*
(b) *Observat. communicatæ. obs. 34.*

même Auteur ajoûte dans l'Obſervation ſuivante, qu'il faut, après avoir lavé quelque tems les Cors avec de l'eau chaude, les coüper dans le déclin de la Lune, & y appliquer enſuite matin & ſoir pendant quinze jours, les feüilles pilées de lierre; après quoi, s'il faut l'en croire, le Cors eſt aiſément emporté ou tombe de lui-même.

Voici la méthode qu'*Hildan* (*a*) recommande après en avoir éprouvé pluſieurs fois le ſuccès ſur lui-même, ſur ſa femme, & pluſieurs de ſes amis.

Premiérement il faut baigner les pieds pendant deux ou trois heures, dans la décoction ſuivante qu'on répéte deux ou trois ſoirs à l'heure du coucher, ſe mettant immédiatement après dans un lit bien chaud.

Prenez des racines de guimauve, de lys blanc & de grande ſcrophulaire, de chacune ℥j. des feuilles de mauve & de guimauve, des fleurs de camomille & de mélilot, de chacune une poignée; des ſemences de lin, de fœnugrec & d'anet, de chacune ℥j. Coupez & broyez groſſiérement ces matiéres, & en faites une décoction dans ce qu'il faut d'eau de fontai-

(a) *Obſerv. Chirurg. Cent.* 6. *Obſ.* 100.

ne, jusqu'à la diminution de la moitié de la liqueur.

Quand les Cors ont été bien ramollis par cette méthode, il faut les couper doucement à plat avec un canif bien tranchant ; prenant bien garde de ne pas aller jusqu'au vif : après quoi on peut y appliquer l'emplâtre suivante, étendue sur un morceau de linge, ou de peau de gant : on la change d'abord de quatre en quatre jours, & ensuite seulement une fois le mois, la continuant au moins pendant un an ; ce qui se fait avec peu de peine, & beaucoup d'avantage.

Comme cette emplâtre ne différe de la nôtre *de Cicuta cum Ammoniaco*, que de l'addition de la cire & de l'huile d'amandes douces ; j'ai cru qu'il étoit inutile de la rapporter ici. Les Curieux peuvent la trouver dans l'Epître de cet Auteur, *Ad Dom. Paulum Croquerum de Med. quorumdam Magist. præp. p.* 657.

M. *Wiseman* loüe beaucoup, à la place de cette emplâtre (après avoir baigné les pieds, & coupé les Cors de la même maniére) l'application de la cire rouge dont se servent les Notaires.

Je ne m'arrêterai point à rapporter

quelques autres remédes qui ne sont fondés que sur la folie & la superstition; non plus qu'à donner les différentes compositions des *Cathérétiques* & des corrosifs, tels que l'alun, le vitriol, le vert-de-gris, le suc de tithymale, de concombre sauvage, &c. les différens arsénics & sublimés; parce que ces topiques n'agissent que par leur qualité brûlante. Si j'en approuvois aucun de cette espéce, je préférerois les huiles de vitriol, de soufre & de tartre, l'eau forte, le beurre d'antimoine, la pierre infernale : Remédes cependant dont l'usage demande la derniere prudence; & qu'on ne doit même point employer que sous les yeux d'un Chirurgien expérimenté qui puisse, si ces topiques se trouvent infructueux, accomplir la cure par l'opération de la main.

Elle s'exécute de trois maniéres; par le cautére actuel, ou potentiel, l'incision & la ligature. Mais avant que d'en venir à aucune de ces méthodes, il faut 1°. examiner attentivement si l'excroissance, soit Cors ou Verrue, est accompagnée de quelque malignité; car dans ce cas, si elle étoit irritée, elle pourroit devenir cancéreuse. Nous pouvons quelquefois juger de ce caractére malin par le mauvais aſpect du tubercule, par ſon picotement continuel, & une douleur qui n'eſt point ordinaire. 2°. Nous devons obſerver ſur quelles parties la tumeur eſt ſituée : ſi c'eſt ſur les jointures des doigts des mains ou des pieds, la fluxion eſt fort à craindre, & l'extirpation très-difficile, parce que l'excroiſſance pénétrant ſouvent alors juſqu'aux tendons & aux ligamens, ceux-ci ſont ſouvent corrompus ou détruits par cette opération, qui, comme j'en pourrois donner pluſieurs exemples, a coûté plus d'une fois la perte d'un doigt, d'un orteil, d'un bras, d'une jambe, & la vie même; tandis qu'on ne cherchoit qu'à ſe délivrer d'une Verrue ou d'un Cors.

Si la Verrue eſt de l'eſpéce *pendante*, & bien ſituée, je préfére la ligature faite avec un crin, ou un fil ciré, ſans les frotter avec de l'arſénic, ou du ſublimé corroſif : pratique d'où il peut réſulter pluſieurs accidens fâcheux ; comme *Hildan* (*a*) l'a obſervé. La ligature doit être ſerrée par dégrés, & ſelon que le Malade peut le ſouffrir, juſqu'à ce que l'excroiſſance commence à ſe mortifier, ou à ſe deſſécher, à raiſon de

(a) *Obſervat. Chir. Cent. 6. Obſ. 79. 80. 81.*

l'interception du ſuc nourricier. Après ſa chûte on paſſe légérement ſur la racine, le bout d'une ſonde, ou la tête d'une aiguille, rougis au feu; ou bien on la touche avec quelque eſcarotique, ſi l'on voit qu'il y ait quelque apparence qu'elle repouſſe, & non autrement.

Si l'on prend la voie de l'inciſion, la néceſſité de cautériſer, ou de conſumer les reſtes de la racine, paroît plus grande que dans le cas de la ligature, qui emporte bien ſouvent, ſinon l'extrémité même de la racine, du moins beaucoup plus du pédicule, que ne font les ciſeaux ou le biſtouri, excepté qu'à la maniére de ceux qui font métier de couper les Cors, on ne cernât l'excroiſſance tout-au-tour, & juſqu'au fond de ſon centre: opération hardie & hazardeuſe, à laquelle je préfére de couper l'excroiſſance rez de la peau; & alors ſi on le juge néceſſaire, on conſume par dégrés, le réſidû avec quelque doux cauſtique dont on met à couvert les parties voiſines avec quelque défenſif convenable. Quelques légéres que ces opérations paroiſſent, la ſaignée & la purgation, avant qu'on les entreprenne, ſont cependant abſolument néceſſaires dans les cas de *plethore* & de *Cacochymie*.

Hildan ſe ſert dans le cas des Corroſifs, d'une petite machine d'argent, ou d'acier aſſez ſemblable à un dé à coudre, mais plus plate, & percée pour donner paſſage à la Verrue : d'autres font uſage d'une petite plaque d'acier avec un trou propre à recevoir l'excroiſſance ; dont, ayant coupé le bout pardeſſus la plaque, ils conſument le reſte avec quelque doux eſcarotique ; au lieu qu'on devroit ſe ſervir d'un plus fort, tel que la leſſive de ſarment & la chaux vive, ſi on l'appliquoit ſur la Verrue encore entiére. Tandis qu'on travaille avec le cauſtique, il faut preſſer fortement avec la petite plaque, tout-autour de l'excroiſſance, afin de garantir par-là les parties voiſines de l'action du corroſif. Pour moi je me ſers ordinairement pour défenſif, d'une emplâtre, avec un trou au milieu proportionné au tubercule. A meſure que les ſels du corroſif ſe diſſolvent, je les emporte à la faveur de ce trou, pour empêcher qu'ils ne portent trop loin leur action. Mais quelques ſoins que l'on prenne, ces ſels pénétrent toûjours plus profondément qu'on ne voudroit.

Après avoir ainſi rongé l'excroiſſance, il faut procurer la chûte de l'escarre par un digestif fait avec le beurre frais, l'huile d'amandes douces, un jaune d'œuf & le safran; ou se servir du *Basilicum* avec un peu de baume de térébenthine. Si après la séparation de l'escarre on juge que le corrosif n'a pas porté assez loin; quelque autre plus doux, tel que le *précipité rouge* répandu légérement sur l'ulcére, pourra finir l'ouvrage Mais il faut sur-tout éviter les tendons & les ligamens. S'ils venoient à être découverts, il convient d'en hâter l'incarnation, & d'en empêcher, s'il est possible, la suppuration qui occasionneroit, au grand deshonneur du Chirurgien, de la roideur ou de la difficulté dans le mouvement de l'articulation. On observera encore d'abandonner le *Basilicum*, dès que l'escarre deviendra lâche & mouvante, y substituant alors l'huile de térébenthine seule ou mêlée avec un peu de baume d'*Arcæus*; évitant tous les remédes gras & onctueux, très-nuisibles aux parties nerveuses.

Nous avons déja remarqué qu'il y a beaucoup moins de difficulté à emporter les *Acrochordons*, ou Verrues *pendantes*; que celles qu'on nomme *Myrmecia*, parce

parce que celles-ci ſont moins élevées, ont des racines plus profondes, & une baſe plus large. Cependant *Galien* parle d'un Drole fort adroit, de ſon tems, qui ayant par la ſeule ſuction de ſes lévres, rendu les *Myrmecias* aſſez éminentes & lâches dans leur baſe, les emportoit ſur le champ avec les dents de devant; ce qu'il faiſoit auſſi à l'égard des Verrues pendantes.

Voici la méthode de *Fallope*. Il prenoit la moitié d'une coque de noix, il faiſoit un trou au milieu proportionné à l'excroiſſance qu'il y recevoit, en appuyant fortement contre la peau la partie convexe, tandis qu'il couvroit de ſoufre la tête de la Verrue reçue dans la partie concave; il mettoit alors le feu à la matiére, & la laiſſoit brûler juſqu'à ce qu'il jugeoit avoir fait une eſcarre aſſez profonde, qu'il traitoit enſuite comme l'on fait les autres brûlures. Mais je regarde cette méthode comme plus douloureuſe, & même plus dangereuſe que celle où l'on ſe ſert des cryſtaux d'argent, ou même de la pierre infernale, ſi du moins on le fait avec précaution : je choiſirois donc la ſonde ou une aiguille rougies au feu, plutôt que le ſoufre enflammé. Voici une expérience fâcheuse à l'occasion de ce dernier.

Une fille fort incommodée de Verrues, sensible au reproche de mal-propreté, qui lui fut fait à cet égard, s'adressa, pour s'en délivrer, à un Barbier qui pour un demi-écu en entreprit la cure. Pour y réussir il en entoura d'abord plusieurs de terre-glaise, couvrit leurs têtes avec du soufre, & y mit le feu avec une allumette: La courageuse fille remplie du désir de se voir délivrée de cette difformité, supporta la douleur en Héroïne, & dit même au Barbier de continuer à brûler ces excroissances, s'il le croyoit nécessaire: mais cet Empyrique l'ayant assûrée que celles-là étoient suffisamment brûlées, il lui ordonna seulement de mettre à la place de la terre-glaise, un peu de beurre frais, & de revenir le lendemain pour en entreprendre d'autres. Elle fut tourmentée par la soif & la chaleur durant toute la nuit qu'elle passa fort inquiéte: elle trouva, le matin, la main & le bras enflés jusqu'à l'épaule avec douleur & inflammation. Dans cet état elle envoya chercher le Barbier, qui fort surpris de l'accident, fut chercher un Chirurgien, qui un peu moins ignorant que lui, fit une embrocation fur le bras avec l'huile-rofat, & appliqua le cataplafme de mie de pain & de lait fur le dos de la main. La douleur fut adoucie, & la tumeur defenflée par cette méthode : mais continuant après la chûte des efcarres, les applications graiffeufes ; les tendons découverts dans deux des articulations des phalanges, fe corrompirent comme l'auroient fait les ligamens & les cartilages, fi une perfonne plus expérimentée n'eût été appellée : mais malgré tous fes efforts une des articulations refta gênée, & une autre prefque fans mouvement.

Il paroît affez clair que la tumeur & l'inflammation du bras furent occafionnées par la grande fenfibilité des jointures des doigts ; que l'Opérateur ne diftingua point des parties charnues, & moins fenfibles, ni à l'égard de la dofe du foufre, ni à l'égard du panfement. Mais revenons.

Les Verrues bénignes & moins dures, celles fur-tout des environs des parties de la génération, n'ont pas toûjours befoin de ces remédes violens & corrofifs. On les détruit quelquefois avec la poudre d'écorce de grenade, de rofes rouges, de vitriol, d'alun, de chaux vive, de calcitis, ou avec celle de Sabine, que *Fabricius ab Aqua pendente* vante comme un grand ſécret. Si ces excroiſſances ſont vénériennes, il faut les toucher avec le *lait de mercure* de *Bate*, ou l'eau ſuivante de *Mayerne*; ou y appliquer le Précipité rouge (*a*); mais ſi elles ne cédent pas à ces topiques, la fumée du cinabre jetté ſur un fer rouge les rendra d'abord ſouples & pliantes, & les diſpoſera à la cure ſans uſer d'autres remédes.

(*a*) Ces trois derniers remédes, & quelques autres propoſés par l'Auteur, ſont trop violens, & ne conviennent abſolument ni ſur le gland, ni au prépuce; ſur-tout dans les perſonnes délicates. La pratique la plus ſûre eſt de couper avec les ciſeaux toute la portion du poireau qui déborde: on laiſſe enſuite un peu ſaigner la plaie, & on touche la racine de l'excroiſſance avec la pierre infernale; on ne met au premier panſement qu'un peu de charpie ſéche par-deſſus; on panſe après les premieres 24 heures l'endroit de l'eſcarre avec un petit plumaceau chargé de baume d'*Arcæus*, pour procurer la ſuppuration. On ſaupoudre la plaie à chaque panſement avec un mélange de parties égales de poudre de Sabine, & d'ocre, & on met par-deſſus le petit plumaceau chargé du digeſtif. On continue cette manœuvre une ou deux fois par jour juſqu'à la parfaite cicatrice des poireaux. S'il repouſſe de nouvelles racines, on les crayonne de nouveau avec la pierre infernale, & on recommence le panſement détaillé ci-deſſus juſqu'à la deſtruction parfaite de ces excroiſſances.

Eau de Mercure de Mayerne pour les Ulcéres malins, les Chancres, la Gangréne, les Verrues & autres maux de cette espéce ; appliquée avec un Défensif.

Prenez du mercure crud ℥iv. *de l'étain* ℥j. *faites-en un amalgame, étendez-le sur une lame de verre ; répandez-y* ℥iij. *de sublimé de mercure ; mettez le tout dans un lieu soûterrain pour l'y faire dissoudre par défaillance ; & pour accélérer la dissolution, faites des* Cohobations *avec l'eau qui aura distillé dans le récipient : par ce moyen, presque tout le mercure se résoudra en liqueur dans l'espace de quinze jours.*

Ceux qui craindront le *Sublimé* pourront substituer à cette liqueur la suivante, prescrite par *Haffen.*

Prenez de l'encre de Cordonnier, de l'alun, du vitriol Romain & de la chaux vive, de chacun ℥iv. *Réduisez ces matiéres en poudre, & les distillez pour l'usage.*

L'eau qui vient la premiére, dit cet Auteur, emporte les *Ephelides* : la seconde détruit les Verrues. Je ne sçais si l'on doit hazarder ces deux remédes sur la fôi & la recommandation de leurs Auteurs.

Nous ne nous étendrons point sur la dureté calleuse de la peau des paûmes des mains, & des plantes des pieds, chez les personnes exposées à la fatigue & au travail. Il suffira de faire observer que le bain de la partie durcie, & tout ce qui a été ordonné pour ramollir les Cors, convient ici ; mais malgré ces secours, & quoiqu'on ait emporté tout ce qu'il y avoit de dur dans la peau, elle revient dans le même état dès que la personne retourne à son travail.

Pour ce qui regarde la sueur des mains & des pieds, voyez le chapitre dixiéme de la premiére partie de ce Traité.

Pour les Crevasses & la rudesse de la peau des Mains, servez-vous de l'huile de froment décrite dans la Pharmacopée de *Bate*, & dans notre dernier chapitre. Nous ajoûterons à ce reméde les formules suivantes :

Pâte pour les Mains, ordonnée pour le Roi CHARLES.

Prenez des amandes douces ℥j. des amandes améres & des noyaux de pêches, de chacun ℥iß. des farines d'avoine & de lupin, de chacune ʒxij. de la poudre de racine de guimauve, de la corne de cerf calcinée à blancheur, & des graines de courge mondées, de chacun ʒvj. de la semence de pavot blanc ʒx. pilez ces matiéres dans un mortier de marbre, en y versant peu à peu ce qu'il faut de suc de citron ou d'orange : enfin ajoûtez-y la quantité convenable de miel de Narbonne, pour former une pâte de consistance requise.

Autre plus détersive, lorsqu'il y a des ordures.

*Prenez de la farine de lupin ℥ij. de celle d'avoine ℥i . des noyaux de pêches, & des amandes améres, de chacun ℥j. de la poudre de racine d'iris de Florence ʒv. de la poudre de racine de guimauve ʒvj. des fécules d'*Arum *℥ß. du sel de tartre ʒij. du fiel préparé, ce qu'il en faut pour former une pâte que vous broyerez avec* *ſa quatriéme partie de ſavon blanc de Veniſe, pour en faire enſuite des boulettes que vous couvrirez de feuilles d'or, & que vous garderez dans du cotton. Après avoir frotté les mains de cette pâte, vous les oindrez de pommade, ou d'huile d'amandes douces, & mettrez des gants doux pendant la nuit. Le ſavon & le ſel de tartre doivent être bien broyés, ſans quoi ils rendroient la peau rude.*

*Prenez de la racine de guimauve ℥ij. des farines d'avoine, de ris & d'orge, de chacune ℥iß. des amandes améres, & des amandes de pêches, de chacune ℥iß. de la racine d'iris de Florence, des fécules de Bryone & d'*Arum*, de chacun ℥vj. Réduiſez le tout en une poudre groſſiére pour l'uſage.*

Ou,

*Prenez de la rapûre de corne de cerf calcinée à blancheur ℥iß. de la farine d'avoine ℥ij. des amandes douces récentes ℥iiß. de la fécule d'*Arum *récente ʒß. Faites du tout une poudre pour l'uſage.*

Voici d'autres compoſitions plus aiſées à préparer.

Prenez de l'huile de Been ℥iv. du ſuif d'A-

gneau dépuré ℥j. Faites-les fondre pour l'usage.

Prenez des pieds de veau, ce que vous en voudrez, faites-les cuire dans l'eau de fontaine jusqu'à leur réduction en gelée : passez celle-ci toute chaude à travers un linge ; ajoûtez-y la moitié de suc de citron ; filtrez alors ces matiéres par le papier gris, & les cuisez jusqu'à la consistance requise.

Ou,

Oignez les mains avec l'huile d'amandes douces à l'heure du coucher, & les lavez le matin avec une décoction de son de froment, ou avec une légére lessive de sel de tartre.

Ou,

Prenez de la graisse de chapon ℥ij. du camphre préparé ʒß. mêlés pour un liniment.

Ou,

Prenez de l'huile d'amandes douces, ce que vous en voudrez ; formez-en un liniment avec la cire, le camphre & le mastich.

Ou,

Servez-vous de la décoction de Bryone & de figues.

Ou,

De la dissolution de gomme adragant dans le lait virginal.

Ou,

De l'huile de myrrhe par défaillance décrite ci-devant. Enfin il y a plusieurs autres topiques trop longs à rapporter ici.

Sennert préfére, pour les fentes des mains, le suc de Tanesie à tous les autres remédes.

On donne les plus grandes loüanges à l'huile de cire distillée par l'alambic, pour les écorchûres, les fentes & les crévasses des lévres, des mains & des mammelles.

Mais mon cérat de pierre calaminaire m'a toûjours suffi en pareils cas.

Ce seroit ici le lieu de dire quelque chose des vices des ongles des doigts des mains & des pieds, comme leurs inégalités, leur épaisseur trop grande, leurs aspérités, leur changement de couleur, leur inflexion, leurs fentes & leur chûte. Mais je m'étendrai peu sur cette matiére, attendu qu'il y a dans ces cas peu de fonds à faire sur les remédes, & qu'ordinairement les ciseaux, le canif, la lime, ou un morceau de verre suffisent pour polir les ongles, & leur donner une meilleure forme. Mais on doit uſer de la derniére précaution, crainte qu'allant juſqu'au vif, ou touchant leurs inſertions nerveuſes, il n'arrivât quelque accident, ſemblable à ceux des Cors & des Verrues, ou du moins un *Pterygion* incommode, dont nous avons parlé au commencement de ce chapitre.

Lorſque les ongles tombent, certains recommandent une emplâtre de cire vierge; d'autres la poudre de racine d'iris de Florence, mêlée avec du vin; ou une compoſition avec le ſuif de daim, la réſine & l'huile de myrthe.

Il faut pour prévenir leur mauvaiſe forme, les garantir de toute compreſſion externe juſqu'à leur parfaite induration.

Leurs taches ou couleurs différentes ſe diſſipent d'elles-mêmes, ou croiſſant avec l'ongle, on les emporte enſuite aiſément en raclant, ou en coupant.

CHAPITRE VI.

Des Maladies du Prépuce.

QUOIQUE nous ayons parcouru tout le corps, nous revenons vers le centre; où, outre les infirmités communes à celles de la peau des autres parties, nous en trouvons deux particuliéres à celle de la Verge, je veux dire le rétrécissement du Prépuce sur le bout du gland, & son étranglement derriére la couronne de ce dernier. Le premier est appellé *Phymosis*, le second *Paraphymosis*. On les observe souvent chez les petits enfans, de même que chez les jeunes garçons & les adultes: dans les premiers, à cause de l'âcreté de l'urine qui produit quelquefois une inflammation au bout du Prépuce, avec une tuméfaction si considérable, que le passage de l'urine se trouve fermé; ou cette humeur venant à écorcher les bords de la peau, produit des fentes & des gersûres qui, faute de soin, occasionnent l'adhérence du Prépuce avec le gland. Les *Rhagades* ou les crévasses produites dans les adultes par des humeurs âcres, peuvent causer les mêmes maladies, comme je l'ai observé plusieurs fois : mais le plus souvent quelque humeur âcre arrêtée entre le gland & le Prépuce, irritant & enflammant ce dernier, en produit le rétrécissement ; de maniére que le gland ne peut être couvert dans le *Paraphymosis*, ni découvert dans le *Phymosis*.

Le *Paraphymosis* n'est que trop souvent dû, chez les jeunes gens, à l'attouchement lascif de la partie ; par-où le Prépuce une fois conduit derriére la couronne du gland, s'y tuméfie, & ne peut quelquefois être reconduit que très-difficilement sur le bout. La même incommodité arrive chez les adultes, lorsque dans la consommation du mariage le Prépuce étant forcé en arriére, & n'étant pas retiré d'abord après sur le gland, forme un étranglement derriére la couronne de ce dernier, accompagné de douleur & de gonflement. *Fab. Hildan* rapporte un cas de cette nature. *Cent.* 5. *Obs.* 56.

Mais ces incommodités viennent le plus souvent de chancres vénériens qui contractés par un commerce impur, occasionnent le gonflement & l'inflammation du Prépuce, d'où celui-ci ne peut plus glisser en arriére s'il couvre naturellement le gland, & voilà le *Phymosis* : ou s'il se trouve court & replié derriére la coûronne du gland, le gonflement & l'inflammation des parties l'empêchent de se porter en avant ; & voilà le *Paraphymosis*.

Nous commencerons par la cure du premier : je me sers toûjours dans les enfans, de la méthode d'*Hildan* (*a*), avec fort peu de changement. Je purge l'enfant avec le sirop de roses solutif, ou celui de chicorée composé, & j'applique le cataplasme suivant.

Prenez de la mie de pain bien blanc ℥iij. des roses rouges & des balaustes pulvérisées, de chacune ʒij. du safran ℈j. de l'onguent de sureau ℥j. Faites-en un cataplasme avec ce qu'il faut de lait de vache. Ajoûtez-y sur la fin un jaune d'œuf.

Ou si le Prépuce céde, je fomente les parties deux ou trois fois par jour, avec la décoction suivante, & j'applique ensuite le cataplasme par-dessus.

Prenez des sommités de petite centaurée & des fleurs de camomille, de chacune une poignée ; des roses rouges, des fleurs de

(a) *Obs. Chirurg. Cent. 5. Obs. 58.*

sureau & de mélilot, de chacune demi-poignée; de la semence de coings écrasée ℥ij. Faites-en une décoction dans ce qu'il faut d'eau de l'auge des Forgerons, pour qu'il en reste ℔ iß. Gardez-en la moitié pour la fomentation, & formez de l'autre un cataplasme avec la farine de fêves.

Si les parties sont excoriées, je les panse avec l'onguent de *pompholyx*, ou mon cérat de pierre calaminaire : s'il y a inflammation, j'ajoûte à ces remédes un peu d'onguent de sureau. Le cataplasme avec le pain, le lait, les roses rouges & les fleurs de sureau, & des fomentations avec le vin tiéde accomplissent quelquefois la cure : mais il faut avoir soin sur-tout, pour empêcher le progrès de l'inflammation, que l'urine ne touche pas les parties excoriées. J'ai délivré par cette méthode plusieurs enfans de cette maladie.

Dans les adultes on doit commencer la cure par la saignée & la purgation, & même l'émétique qui opére une révulsion plus considérable que plusieurs purgatifs ensemble. Il faut travailler en même tems à assouplir & à relâcher la peau par des fomentations & des cataplasmes émolliens & discussifs qu'on prépare avec des feuilles de guimauve, de branche ursine, de jusquiame, de laurier, de mercuriale, de pariétaire, de boüillon blanc, les sommités de millepertuis, de petite centaurée, d'absinthe, les feuilles de camomille, de mélilot, de sureau, les bayes de laurier, de geniévre, &c. dont on choisit ceux qui paroissent les mieux appropriés: mais si l'on est appellé au commencement, ou avant que les humeurs soient trop engluées dans la partie, on peut se servir du cataplasme suivant, par le secours duquel *Hildan* nous dit avoir principalement délivré un jeune homme d'un *paraphymosis* avec la lacération du frein, occasionnée par les embrassemens amoureux, la premiére nuit de son mariage.

Prenez de la farine d'orge ℥iv. des roses rouges & des feuilles d'airelle en poudre, de chacune ʒij. des balaustes & des noix de cyprès, de chacune ʒj. Faites-les cuire dans l'eau de plantain, & un peu de vinaigre-rosat jusqu'à consistance de cataplasme, auquel vous ajoûterez un jaune d'œuf.

Remarquez que cet Auteur ne négligea point la ſaignée, la purgation, les lénitifs, ni la diéte tenue rafraîchiſſante & humectante; ſecours ſans leſquels, & le dû régime des autres *Non-naturels*, on doit s'attendre à faire peu de progrès dans la cure de cette incommodité, ni d'aucune autre de cette eſpéce.

Mais ſi le mal eſt occaſionné par quelque chancre, il faut purger le Malade avec les mercuriels de deux en deux, ou de quatre en quatre jours, ſelon que ſes forces & ſon tempérament le permettront; lui faire obſerver un régime des plus exacts, ſur-tout quant au repos & à la diéte qui doit être tenue, & conſiſter en alimens de digeſtion aiſée. On tâche en même tems de diſſiper la tumeur & de mettre le gland en liberté par les fomentations & les cataplaſmes diſcuſſifs: on peut auſſi injecter entre le Prépuce & le gland, de quelque décoction légérement déterſive, faite, par exemple, avec la petite centaurée, le plantain, l'*equiſetum*, l'orge, &c. où l'on diſſout un peu de miel-roſat, & même quelques gouttes de collyre de *Lanfranc*; mais il faut bien ſe garder dans tous les cas vénériens, de ſe ſervir de topiques aſtringens, ou répercussifs, crainte que repoussant par-là les *miasmes* véroliques dans le sang, ou empêchant leur dissipation, on n'infectât toute la masse. Si par ces secours & semblables, les symptômes ne diminuent point, & que le Malade soit menacé d'une *iscurie*, ou de la mortification du gland, à cause de son grand resserrement occasionné par l'étranglement du prépuce, il faut en venir à l'opération, qui de quelque cause que le mal vienne, s'exécute de la maniére suivante.

Dans le *Phymosis*, il faut se convaincre premiérement si le prépuce n'est point colé, ou adhérant au gland dans quelque endroit, (cas qui embarrasse beaucoup dans l'opération) on sera assuré qu'il ne l'est pas s'il glisse librement par-tout, & si la sonde passée entre le gland & le prépuce, ne rencontre aucun obstacle tout autour. 2°. Si l'on s'apperçoit par l'attouchement ou la douleur que sent le malade en pressant la partie, qu'il y ait des chancres, il faut faire l'opération par-dessus, ou si près d'eux, qu'on puisse les découvrir aisément après l'incision, afin d'y porter les remédes convenables.

Tout cela étant observé, & le malade placé ſur une chaiſe, le Chirurgien, pour égaliſer la peau intérieure avec l'extérieure, & effacer toutes les rides qui pourroient empêcher l'inſtrument d'aller aſſez avant, tire vers lui l'extrémité du prépuce, qu'il fait tenir ainſi tendu & uni par un Aide-Chirurgien, qui le lâchant enſuite un peu, l'Opérateur introduit le conducteur entre le gland & le prépuce, ou ce qui eſt mieux & plus expéditif, il y gliſſe à plat la branche mouſſe des cizeaux, après quoi tournant le trenchant en dehors, & évitant les vaiſſeaux, autant qu'il le peut, coupe d'un ſeul coup, s'il eſt poſſible, juſqu'au-delà de la couronne du gland; lorſqu'on a laiſſé un peu ſaigner les lévres de la playe, on y applique les *aſtringens* convenables; mais on obſerve ſur-tout de tenir le prépuce retiré en arriére, crainte d'adhérence avec le gland, s'il ſe portoit par-deſſus. Au ſecond panſement, on baſſine bien la partie avec une fomentation diſcuſſive, & on applique ſur la plaie un plumaceau chargé de baume d'*Arcæus*, & trempé dans l'huile de térébenthine chaude, ne connoiſſant point de meilleur topique en pareil cas. Quand l'inflammation & le gonflement ſont diſſipés, on opére la cicatrice aussi vîte qu'on le peut avec l'onguent de *tuthie*, le *pompholyx*, ou mon *cérat de pierre calaminaire*; mais si le cas est vénérien, on n'a garde d'accélérer la consolidation, attendu que le *virus* se décharge par la playe, de même que par les *chancres*, s'il y en a : alors on peut répandre sur ces derniers un peu de précipité rouge (*a*), ou y appliquer un petit plumaceau imbibé du lait de *mercure*, mentionné ailleurs, ou les toucher avec la pierre infernale. Si malgré ces secours & les purgatifs fréquens, les

(*a*) Ce remède employé encore par la plûpart des Chirurgiens, est d'un très-mauvais usage (de même que celui des autres rongeans proposés par l'Auteur) sur-tout dans les personnes d'un tempérament délicat, & celles dont le sang est fort gâté. Il faut alors se contenter de saûpoudrer les chancres avec un peu de mercure doux, réduit en poudre très-fine, & d'appliquer par-dessus un petit plumaceau chargé de digestif, ou de baume d'*Arcæus*; ou mêler le même mercure doux avec un de ces onguens. Ou bien on peut se servir de l'*alun brûlé* réduit en poudre, & mêlé avec un peu de *basilicum*. Quand les callosités ont été mises en fonte par ces secours, on panse les chancres avec le *basilicum*, ou le baume d'*Arcæus*, & on en opère ainsi la cicatrice par la voie de la suppuration. On peut se servir sur la fin, de l'onguent de *tuthie*, du *pompholyx*, ou du *nutritum* ordinaire récent.

Mais si les *chancres* sont superficiels, sans dureté & sans inflammation, il suffit de les frotter avec la seule pommade mercurielle. S'ils sont fort en-

lévres de la plaie restent gonflées, & si les chancres sont rongeans ou *phagédéniques*, on peut y porter la fumée du *cinabre*, par où l'on parvient souvent à les détruire. Si tout ceci est inutile, il y a tout lieu de croire que la vérole est confirmée, sur-tout si l'on observe des pustules aux environs de la tête, au front, & dans les autres parties du corps; si le malade sent des douleurs violentes, particuliérement la nuit, à la tête, aux épaules, ou aux os des

flammés, point rongeans, & que les bords soient peu calleux, on les panse pendant quelques jours avec le seul onguent rosat, ou le cérat de *Galien;* ayant emporté, ou du moins fort diminué l'inflammation par ce secours, on en vient à la pommade mercurielle.

Je crois aussi devoir faire observer ici, quant aux remédes internes, que les mercuriels, tels que le *turbith minéral* prescrit par l'Auteur, est regardé aujourd'hui par tous les bons Praticiens comme un reméde trop violent, & même dangereux. Nous trouvons des *anti-vénériens* plus doux, & éprouvés dans l'*éthiops minéral*, le *mercure doux*, la *panacée mercurielle*, &c. quoique des légéres frictions faites aux parties de la génération & à leurs environs, font beaucoup plus d'effet, & sont plus innocentes que ces préparations incendiaires, qui ne manquent guéres d'enflammer plus ou moins les premieres voyes, de gâter beaucoup l'estomac, & de causer souvent des coliques violentes, & même dangereuses dans les personnes sensibles & délicates.

jambes ; s'il y a des ulcéres aux *amygdales*, &c. il faudra donc dans ce cas en venir d'abord aux frictions mercurielles, par où l'on obtiendra non-seulement la réunion de la playe, & le desséchement des chancres ; mais on garantira aussi le malade des autres terribles symptômes de cette affreuse maladie.

Quelques Auteurs proposent, dans l'opération du *phymosis*, de faire une double incision au prépuce ; mais elle ne paroît guére nécessaire que dans le cas d'adhérence. *Horstius* conseille une incision quadruple à angles égaux, pour prévenir probablement que le prépuce ne reste lâche & *pendant* après l'opération ; mais outre la douleur excessive causée par cette méthode, elle a un aussi grand, & selon moi, un plus grand inconvénient, comme je le ferai voir tout à l'heure ; d'ailleurs j'ai toûjours trouvé une seule incision suffisante, pourvû qu'elle fût faite dans l'endroit convenable, & jusqu'au-delà de la couronne du gland. Il est vrai que quelque bien exécutée que soit cette opération, il arrive que ceux qui ont un grand prépuce se trouvent ensuite incommodés par les flasques bords de cette partie, pendans comme la fraise de dessous la tête d'un coq ; ce qui peut occasionner l'éparpillement de l'urine, ou gêner dans les approches amoureuses, ou du moins défigurer la partie : accidens qui obligent ensuite le malade à une espéce de circoncision, qui peut seule le délivrer de pareils inconvéniens. Mais l'opération du *phymosis* n'a point ces suites dans les enfans & les jeunes personnes, parce que les lévres de la playe du prépuce, qui n'est point encore trop grand, se contractent suffisamment chez eux.

Lorsque dans le *paraphymosis* tous les secours ont été inutiles, qu'on n'a pû par aucun moyen relâcher assez le prépuce pour lui faire recouvrir le gland, & que l'étranglement est si considérable, que la partie est en danger de mortification, il en faut venir à l'opération sans aucun délai. Pour cela on passe, s'il est possible, la pointe mousse des cizeaux sous l'étranglement, & on coupe les différens bourlets jusqu'à ce qu'ils soient entiérement détruits, ou qu'on ait mis le gland en liberté. Si ceci n'étoit point pratiquable, il faudroit scarifier les rides du prépuce tout autour, afin de dégorger par-là la partie, & la mettre en état de céder ; on panseroit ensuite les scarifications avec le digestif, continuant exactement l'uſage des fomentations, & des cataplaſmes faits avec les plus puiſſans *diſcuſſifs*, & les émolliens. Si l'on voyoit qu'on n'eût pas pénétré aſſez profondément, ou que le gland & le prépuce fuſſent en danger d'être perdus, on porteroit les ſcarifications juſqu'au fond de l'étranglement, afin de débrider le prépuce, & d'y rétablir la circulation. Mais ſi la gangréne a déja ſaiſi les parties, il en faut arrêter le progrès auſſi-tôt qu'il eſt poſſible, & ſauver tout ce qu'on peut de cet organe principal de la génération, quoique le malade en ait fait mauvais uſage; car c'eſt à nous à guérir les playes du pécheur, & à laiſſer la punition de l'offenſe à ſes remords, ou à l'Etre dont il a tranſgreſſé les ordres. Après qu'on a arrêté la mortification, ſi les ulcéres ne cédent point aux remédes ordinaires, il faut en venir, ſans héſiter, aux frictions mercurielles, comme dans le *phymoſis*. Voici des exemples de l'un & de l'autre cas.

L'Apprentif d'un Apoticaire ſe croyant aſſez d'expérience pour ſe guérir d'une *gonorrhée virulente*, contractée depuis quelques jours par un commerce impur; ſe purgea pendant quelque tems, deux

deux fois la ſemaine, avec l'extrait de *Rudius*, & le mercure doux; mais malgré ces ſecours il ſurvint une fluxion conſidérable avec inflammation, & enfin une *cryſtalline* à l'extrémité du prépuce, qui excorié par l'âcreté de la matiére purulente, ſe cola dans la nuit avec le gland, & ferma par-là le paſſage à l'urine, & à la décharge *virulènte*. Le jeune Malade fort ſurpris de cet accident, envoya chercher quelques amis, qui ayant déclaré le fait à ſon Maître, celui-ci lui permit de ſe retirer chez ſon pere, où je fus mandé. Je crus en examinant le prépuce ſentir un chancre au-deſſous, que je conjecturai avoir fourni la matiére qui avoit occaſionné l'adhérence. Eſſayant enſuite de paſſer une petite bougie dans le canal de l'uréthre, je trouvai le paſſage entiérement fermé, ce qui m'obligea à détruire l'obſtacle avec ma ſonde, pour rétablir l'excrétion de l'urine, qui entraîna avec elle une grande quantité de *pus* retenu en-dedans pendant pluſieurs heures. Pour prévenir une ſeconde fois le même accident, j'introduiſis de nouveau la bougie; j'appris au Malade à l'aſſujettir juſqu'à ce qu'il auroit beſoin d'uriner, & lui montrai à la remettre enſuite lui-même; je le ſaignai d'abord après, & le cas ne souffrant point de délai, je lui donnai un bol de *turbith minéral*, qui ayant agi puissamment, je trouvai le lendemain matin la tumeur & l'inflammation considérablement diminuées. Après l'opération du vomitif, il prit une potion anodine. On ne négligea point de fomenter en même tems le prépuce avec la décoction de millepertuis, de petite centaurée, de fleurs de camomille, de sureau, de mélilot, de bayes de laurier, &c. Après quoi on appliquoit sur la partie un cataplasme de la même décoction épaissie avec la farine de féves. Il bûvoit pour adoucir l'acrimonie de l'urine, & tempérer les humeurs, d'une émulsion faite avec les quatre semences froides majeures, la graine de pavot blanc, les amandes douces, & l'eau d'orge. Le troisiéme jour voyant les accidens fort calmés par ces secours, je répétai le bol de turbith minéral, qui quoiqu'opérant moins violemment, fit encore plus d'effet qu'auparavant; ensorte que la tumeur de la verge & du prépuce étant dissipée dans 5 ou 6 jours, j'entrepris, pour en venir au chancre, de mettre le gland à nud; mais n'en pouvant découvrir que l'extrémité, & apprenant que le

Malade n'avoit jamais pû décaloter, je crus qu'il ſeroit inutile d'entreprendre de guérir le chancre par la voye des injections faites entre le gland & le prépuce, ce qui me fit propoſer l'inciſion de ce dernier; mais le Malade s'oppoſant obſtinément à l'opération, perſuada à ſon pere qu'il détruiroit lui-même les reſtes de la maladie par les purgatifs; ſur quoi on le renvoya, à mon inſçu, chez ſon Maître, qui lui accorda deux jours de la ſemaine pour ſe purger. Mais réduit à un état très-foible par des *cathartiques* violens, continués ſans effet pendant trois mois, il fut reconduit chez ſon pere, & remis entre mes mains pour l'opération. Pour la faire, je marquai l'endroit du chancre, & m'étant aſſuré de deux Aides-Chirurgiens, je paſſai la branche mouſſe de mes cizeaux de la maniére que je l'ai déja dit, & je coupai le prépuce juſqu'au-delà de la couronne du gland; je découvris alors un chancre calleux, auſſi grand qu'une groſſe féve. Je panſai la playe avec des *aſtringens*, je répandis un peu de *précipité rouge* autour du chancre, & j'appliquai par-deſſus un plumaceau chargé de *pompholix*. Le Malade ſe mit enſuite dans le lit, où je lui fis prendre un julep avec

2 onces d'eau de fleurs de primevere, & six dragmes de sirop de diacode. Le lendemain je pansai la playe avec le digestif. La matiére du chancre commença à diminuer du jour de l'opération, & les ulcéres se cicatriserent dans peu de tems par le moyen du même *pompholyx*. Malgré l'usage du précipité rouge, le chancre restant encore un peu dur & élevé, je le touchai avec la pierre infernale (*a*). Après la chûte de l'escarre, il parut à niveau de la peau, & j'en obtins bientôt après la cicatrice, ainsi que de la playe du prépuce, dont les lévres se contractérent comme je pouvois le désirer. Je mis ensuite le Malade à l'usage de la décoction de *salsepareille*, & le renvoyai guéri sans le tourmenter davantage par d'autres remédes. S'il avoit d'abord souffert l'opération, il n'auroit pas eu besoin de la moitié des purgatifs violens, & des autres médicamens dont il avoit fait usage, & qui l'avoient presque réduit à l'état d'un squeléte.

Le même accident arriva à un autre jeune homme, à qui je fis l'incision du prépuce pour découvrir les chancres; mais il fut impossible de réunir la playe

(*a*) Voyez le traitement des chancres dans la note que j'ai donnée là-dessus.

de celui-là, & de cicatriser ceux-ci sans le secours des frictions mercurielles ; parce que le cas étoit compliqué avec la vérole.

Le fils d'un riche Marchand, âgé d'environ quatorze ans, affligé depuis plusieurs années d'une difficulté d'uriner, fut soupçonné d'avoir la pierre ; parce qu'on l'avoit vû il y avoit quelques mois se retirer dans un lieu particulier, où il restoit quelquefois une heure à presser plaintivement la verge pour faire sortir l'urine. Sur ce soupçon on lui donna plusieurs remédes pour cette maladie ; mais survenant enfin une suppression d'urine totale, il ne put plus cacher son état. Cette rétention fut occasionnée par une croûte, qui fermoit & coloit le bout du prépuce sur l'extrémité du gland ; ensorte que le premier toujours plein, & extrêmement distendu par l'urine, représentoit un gros boyau rempli d'eau, & lié par les deux bouts. Curieux de sçavoir comment le Malade avoit rendu son urine depuis quelque tems, il me dit, après que j'eus emporté cette croûte avec un peu de beurre frais, qu'il alloit me le montrer. Alors commençant par presser la verge vers le *pubis* avec une main, tandis qu'avec l'autre il l'exprimoit en avant, je vis ſortir un petit filet d'urine comme un cheveu, ou parfaitement ſemblable à celui qui ſortiroit d'un boyau piqué avec une aiguille, & preſſé dans la main. Dès qu'il diſcontinuoit cette preſſion, il ne couloit plus une ſeule goutte d'eau. Il en rendit à peine, par cette manœuvre, le quart d'une pinte dans l'eſpace d'une demi-heure. J'aſſurai alors la mere du Malade qu'il n'étoit point queſtion de pierre dans la veſſie, & que toute la cure ſe réduiſoit au traitement du prépuce. L'opération étant donc réſolue, le Malade convenablement ſitué pour cela, & la verge aſſujettie par un Aide-Chirurgien, je fis place avec une lancette pour la branche mouſſe de mes cizeaux; je la paſſai enſuite entre le gland & le prépuce, que je coupai tout du long; mais m'appercevant que je l'avois pouſſée entre la duplicature de ce dernier, je la gliſſai au-deſſous de la lame interne, que j'inciſai auſſi dans la même longueur; & le gland ſe trouva ainſi découvert pour la premiere fois. Le jeune homme ſupporta aſſez bien l'inciſion; mais ayant ſoufflé à M. *Bernard*, qui m'aidoit dans l'opération, que j'étois d'avis d'emporter le superflu de ce monstrueux prépuce, pour prévenir l'incommodité qui résulteroit à l'avenir de ses lévres pendantes; le Malade qui m'entendit, s'écria tout furieux, qu'il mourroit plutôt que de souffrir d'autres incisions. La mere paroissant d'ailleurs satisfaite que j'eusse rendu à son fils la liberté d'uriner, & M. *Bernard* donnant à espérer qu'eû égard à l'âge tendre, les parties pourroient se contracter suffisamment; je pansai la plaie à contre-cœur; bien persuadé de l'inconvénient de ses grandes & pendantes lévres, & du deshonneur qui m'en resteroit si je les laissois. Nous eûmes soin de les tenir retirées vers la couronne du gland, pour en prévenir l'adhérence avec ce dernier. Dès qu'elles furent une fois desenflées, & détergées par le secours des fomentations, & du baume de térébenthine, elles parvinrent bien-tôt à leur cicatrice.

Durant tout le tems du traitement je tâchai de résoudre le Malade à se laisser couper les bords pendans du prépuce; mais n'ayant pû y réussir, j'ai appris depuis que lorsqu'il fait de l'eau, celle-ci se fourche & s'éparpille, or qu'il n'use de précaution. *Hildan* (*a*) rapporte un

(*a*) *Cent. 4. Obs. 81.*

cas pareil, avec un prépuce encore plus monſtrueux.

Fallope (*b*) propoſe pour guérir le *phymoſis*, la dilatation graduelle du prépuce ſans inciſion ; & *Alexandre Benedict* (*c*) une maniere de faire cette derniere ſans douleur. Mais ſans me donner la peine de réfuter ces deux méthodes ridicules, je reviens à mes obſervations.

Un veuf, pere de pluſieurs enfans, ſur le point de conclure un ſecond mariage, penſa ſérieuſement à remédier à une ouverture conſidérable du prépuce, qui, placée vis-à-vis la couronne du gland, donnoit paſſage à celui-ci lors de l'érection ; de maniére que la verge paroiſſoit comme double vers ſon extrémité. Cette incommodité qui avoit été occaſionnée dans l'enfance par une fluxion ſur la partie, ſuivie de ſuppuration, ſoit par négligence, ou par un mauvais traitement ; ne mettoit cependant point d'obſtacle au *coït*, pourvû qu'avant l'érection la perſonne eût ſoin de réplier le prépuce derriere la couronne du gland. Mais réſolu néanmoins de ſe délivrer de cet accident, il vint me communiquer qu'il avoit penſé

(*a*) *De morb. gallic. cap.* 84.
(*b*) *De curand. morb. lib.* 1. *c.* 34.

qu'en rafraîchissant les bords de l'ouverture, & les cousant ensuite ensemble, on pourroit en procurer la réunion. Sa pensée me paroissant raisonnable, je ne pus que l'approuver, & lui offrir mes services pour l'exécution; quoique je craignois que la perte de substance qui alloit encore être augmentée en coupant les bords, n'occasionnât une cicatrice étranglée, qui contracteroit lors de l'érection, la verge en arriére; mais le malade répondit que si la chose arrivoit ainsi, nous pourrions couper la cicatrice, & remettre par-là le gland en liberté; ou que le pis seroit d'en venir à la circoncision, pour laquelle il conclut, si notre entreprise ne réussissoit pas, plutôt que de porter plus longtems cette difformité.

Tout étant donc prêt pour l'opération, & M. *Petty*, habile Chirurgien, élevant les bords de l'ouverture, j'en coupai seulement ce qu'il en fallut pour les rendre saignans; après quoi j'en fis la suture avec une petite aiguille enfilée de soye; les lévres réunies bouffoient un peu dans les coins; mais je pensai que je pourrois en consumer ensuite le superflu, s'il étoit nécessaire, avec la pierre à cautére, employée avec précaution : ma plus grande crainte étoit à présent l'érection, à laquelle le Malade étoit sujet pendant le sommeil. Je le saignai avant l'opération, & lui ordonnai le soir qu'elle fut faite, un julep anodin, & une émulsion pour boisson ordinaire. Je pansai la suture avec le baume de térébenthine, & un plumaceau chargé de baume d'*Arcæus*, avec la précaution de fomenter la partie à chaque pansement. Les trois premiers jours tout alla bien, & les deux coins commençoient à se réunir, lorsque le malade éveillé dans la nuit par une érection douloureuse, craignit que le point du milieu n'eût cassé ; je trouvai effectivement le matin en ôtant l'appareil, sa crainte confirmée, & j'observai que les deux autres points qui paroissoient comme réunis la veille, étoient tiraillés : pour prévenir la ruption de ceux-ci, & remédier à la bréche du milieu, j'eus recours à ce qu'on appelle la *suture séche*, dont je rapprochai le soir les deux côtés, & rejoignis par-là les lévres de la playe : mais malgré tous mes soins, il resta un trou au prépuce, quoique pas la moitié si grand que le premier, ni plus assez pour donner passage au gland. Le Malade me parut content de l'opération, quoiqu'imparfaite ; mais il revint chez moi un mois après, pour me dire que s'il étoit impoſſible de fermer entiérement l'ouverture qui reſtoit au prépuce, il étoit abſolument réſolu à la circonciſion.

Le jour de cette opération étant fixé, & m'étant trouvé chez le Malade avec M. *Petty ;* pendant que cet habile Chirurgien tenoit le prépuce, je gliſſai la pointe de mon *biſtouri* dans l'ouverture déja faite, & l'aggrandis aſſez pour donner paſſage à tout le gland ; ſaiſiſſant enſuite tout le prépuce, je le coupai tout-autour derriere la couronne du gland ; je panſai la partie avec les aſtringens, & peu de jours après, les bords de la playe étant nets & dégorgés, ils prirent la voie de la cicatrice, que j'achevai avec mon cérat de pierre calaminaire.

Le Domeſtique d'un braſſeur, attaqué d'un *paraphymoſis*, vint un ſoir chez moi avec un gland deux fois auſſi gros que le poing, entiérement noir, mortifié juſqu'à une profondeur conſidérable, & extrêmement puant. Le prépuce qui étoit de la même couleur, formoit différens plis gros & épais, qui étranglant le gland au-deſſous, ne pouvoit être découverr dans cet endroit, qu'en élevant violemment ces plis, mortifiés aussi jusqu'à la moitié de leur épaisseur. Ces accidens avoient été occasionnés par une gonorrhée *virulente*, ou plutôt par la manœuvre d'un charlatan, qui avoit prétendu guérir le *paraphymosis* par une certaine emplâtre, que le Malade avoit encore sur la partie quand il vint chez moi. Etant alors fort tard, je fis seulement quelques scarifications dans le voisinage des parties saines; je les pansai avec la teinture de myrrhe & l'huile de térébenthine, & j'appliquai par-dessus un cataplasme de thériaque chaude.

M'étant pourvû le lendemain matin d'une bonne fomentation lixivieuse, & ayant fait prier mon ami M. *Petty* de se rendre chez moi; je situai convenablement le Malade pour l'opération, & tandis que ce Chirurgien dirigeoit la verge selon le besoin, je coupai les plis du prépuce dans quatre différens endroits, à des distances égales, & à environ un pouce de profondeur avant que d'arriver à l'étranglement; je fis aussi des incisions au gland jusqu'à ce que le sang vint; je trempai ensuite mes bourdonnets dans la mixtion ci-dessus, & j'en remplis les scarifications, appliquant par-dessus une piéce de flanelle trempée dans ma fomentation, où j'avois versé, en la retirant du feu, de l'esprit de vin camphré. Le troisiéme jour de ce pansement, la pourriture commençant à se séparer, je répandis un peu de *précipité rouge* sur la partie, & je la pansai avec un liniment chaud & l'huile de térébenthine, les applications spiritueuses n'étant alors plus nécessaires; je continuai cependant la fomentation, & comme la gangrêne se séparoit, je m'apperçus qu'un des côtés du gland avec les plis extérieurs du prépuce, couroient risque d'être détruits; j'espérai de rétablir une partie de cette perte par l'incarnation; mais trouvant beaucoup de difficulté à nettoyer les ulcéres, & ayant découvert plusieurs pustules à la tête, & dans différentes parties du corps, de même qu'un bubon à chaque aîne; je ne doutai plus d'une vérole confirmée. Sur quoi j'en vins d'abord à la salivation & j'obtins par-là une consolidation parfaite. Il est vrai que les cicatrices des quatre incisions du prépuce forment à son extrémité un quadrangle étranglé, qui l'empêche de jouer librement sur le gland; mais le Malade peut se délivrer quand il voudra de cet inconvénient par la circoncision.

Horstius fait mention de cette quadruple incision pour la cure du *phymosis* ; mais si l'on est obligé de les faire d'une certaine profondeur avant que d'arriver au gland, il en résultera l'inconvénient rapporté dans le cas ci-dessus, où je fus forcé à cette manœuvre : Et alors cette espéce d'opération du *phymosis* sera suivie d'un *paraphymosis* à la premiére occasion ; parce que les cicatrices des incisions retrécissant le prépuce, & en empêchant le jeu, il arrive que la premiére fois qu'il est forcé en arriére, dans le coït, &c. il étrangle si fort le gland, qu'on ne peut plus le reconduire sur ce dernier, comme il arriva au jeune homme dont je viens de rapporter le cas, & qui ne se délivra de cet inconvénient que par la voye de la circoncision.

Je pourrois ajoûter ici quelque chose sur la méthode de la circoncision des *Juifs* d'aujourd'hui ; mais par le peu que j'en ai vû, & ce que j'en ai entendu dire, elle est faite d'une maniére si grossiére & si sale, qu'elle ne mérite pas d'être décrite. *Schenkius* (*a*) donne la méthode pratiquée par les anciens *Hébreux*, & en rapporte un cas assez extraordinaire, auquel je renvois le Lecteur, tandis que

(*a*) *Observ. Medicin. lib.* 4. *Obs.* 8.

je vais conclure ce chapitre par une autre de mes propres obſervations.

Un Vieillard fort tourmenté par une démangeaiſon dans le gland, occaſionnée par l'âcreté de l'humeur qui tranſſude des glandes odoriférantes de *tyſon*, attira à force de ſe grater une fluxion ſi conſidérable ſur le prépuce & ſur le gland, qu'il ne put plus recouvrir ce dernier. S'étant rendu chez moi dans cet état, j'eſſayai deux ou trois fois, mais en vain, la réduction du prépuce. m'étant mis alors à baſſiner avec du lait tiéde doucement la partie, je revins enſuite à la charge, preſſant légérement le gland des deux côtés, tandis qu'en même tems je tirois en avant les replis du prépuce, lequel ayant enfin, par cette méthode, franchi la couronne du gland, gliſſa antérieurement, & recouvrit tout d'un coup ce dernier, à la grande joye de ce bon Vieillard.

CHAPITRE VII.

Des Hémorrhoïdes.

QUOIQUE cette incommodité ne ſoit pas ſi proprement une affection de la peau, que des vaiſſeaux ſanguins de l'inteſtin *Rectum*, & du *Sphincter* de ce boyau ; cependant elle y confine de ſi près, ſur-tout lorſque les Hémorrhoïdes débordent au-delà de l'*Anus*, & forment diverſes excroiſſances tout-au-tour ſur la peau même, que j'ai cru, eu égard à ces circonſtances, devoir traiter ici de cette maladie, & indiquer les remédes que j'ai éprouvés moi-même, & ceux qui ſont recommandés par les Praticiens les plus renommés.

Ces gonflemens variqueux ſont occaſionnés par la *ſtagnation* du ſang, ou ſa lenteur à retourner par la veine hémorrhoïdale dans les branches *meſaraïques*, ou celles de la veine-porte. Mais M. *Wiſeman* s'eſt ſi bien acquitté de cette explication dans ſa Chirurgie, *Liv.* 3. *Chap.* 1. que je n'en dirai pas davantage là-deſſus.

On divise ordinairement les Hémorrhoïdes en Externes & en Internes. Les premiéres, qui sont celles où nous insisterons le plus, sont distinguées communément par leur grandeur & par leur nombre; mais particuliérement par leur figure & leur ressemblance à d'autres corps : ainsi elles sont nommées, selon *Riviere (a)*, *Uvales*, *Morales*, *Verrucales & Vésicales*. Les excroissances situées aux environs de l'*Anus*, prennent aussi différens noms, eu égard à quelque ressemblance, comme ceux de *Condylomes*, de *Fics*, de *Thymi*, de *Crêtes*; que certains Auteurs comprennent cependant toutes sous celui de *Mariscæ*, comme le remarque Alex. *Massarias*. Ces excroissances, dit *Sennert*, se distinguent des Hémorrhoïdes, en ce que la peau seule y est affectée, sans noirceur, ni gonflement d'aucune veine, comme dans ces dernieres; qui d'ailleurs confinent plus au bord de l'*Anus* que les *Sarcomes*, dont quelques-uns sont situés sur le *Periné*, & d'autres s'étendent vers les fesses.

Les Hémorrhoïdes sont ou bénignes comme les *Uvales*, ou rébelles comme les *Verrucales*, ou elles tiennent un milieu, selon M. *Wiseman*, entre ces deux

(a) *Prax. Med. lib. 10. cap. 11.*

espéces, comme les *Morales :* mais les plus bénignes peuvent devenir malignes dans les corps mal constitués, & dégénérer en ulcéres chancreux, ou venant à suppurer, se terminer en fistule.

La cure, selon *Riviere*, & presque tous les Praticiens, doit se commencer par la saignée, d'abord au bras pour faire révulsion, & ensuite au pied pour la dérivation.

On doit éviter tous les forts purgatifs, & tenir le ventre libre avec la casse ou l'électuaire lénitif, ou bien prendre de tems en tems, soir & matin, la potion suivante :

Prenez des feuilles de laitue, de buglosse & des sommités de mauve, de chacune une poignée; de la réglisse ratissée & des raisins secs mondés de leurs pépins, de chacun ℥ß. des fleurs de buglosse, de bourrache & de violettes, de chacune une pincée. Faites-en une décoction dans ce qu'il faut d'eau de fontaine; laissez infuser dans ℥vj. de colature, ℥j. de pulpe de casse récente; coulez encore, & ajoûtez ℥j. de sirop violat.

Les émulsions avec les quatre semences froides & la décoction ci-desſus conviennent pour tempérer la chaleur, & adoucir l'acrimonie des humeurs.

On place parmi les *Spécifiques* la décoction de millefeuille, donnée pendant trois jours pour boiſſon ordinaire ; la ſemence du *Trifolium hæmorrhoïdale* priſe à la doſe d'une dragme durant pluſieurs jours, dans un jaune d'œuf ; la poudre de boüillon blanc dans du lait, ou autrement, ou le ſuc de la même plante, ſeul ou avec du ſucre-roſat ; les poudres de tormentille & de millefeuille ; les pilules de *Bdellium* priſes fréquemment.

Les Médecins modernes conſeillent le ſoufre & ſon baume pris intérieurement, & appliqués extérieurement.

Le corps étant donc préparé par la ſaignée & la purgation, & ayant preſcrit une diéte rafraîchiſſante & tempérante, avec l'égard dû aux autres *Non-naturels*, on en vient aux topiques, parmi leſquels on donnoit autrefois la préférence à la *Linaire* réduite en onguent par pluſieurs infuſions avec la graiſſe de porc.

Le ſçavant Auteur de l'*Hercules Medicus* (*a*) premier Médecin de la Cour Im-

(a) *Tomus 1. lib. 3. de ventris affect.*

périale, préfére l'onguent fait avec les fleurs de la même plante, comme plus anodin que celui qui est préparé avec ses feuilles vertes, & ses tiges : entr'autres personnes, il dit avoir soulagé avec ce reméde, presque dans le moment, le Prince *Tserclas de Tilly*, qui ne pouvoit marcher, ni s'asseoir à cause de la douleur violente & du gonflement des Hémorrhoïdes.

Horstius loüe beaucoup le même onguent fait avec les feuilles & les fleurs mêlées avec un jaune d'œuf; qu'il dit emporter la douleur comme par miracle. Il lui fut communiqué, comme il nous l'apprend par *Jean Volfius*, Médecin de *Hesse*, qui ne voulut déclarer un si grand sécret à son Prince le *Landgrave*, qu'à condition qu'il lui donneroit un Boeuf gras tous les ans. *Riviere* rapporte ce passage dans le chapitre II. de son dixiéme livre, où il prescrit les remédes suivans pour la même maladie.

Prenez de l'huile de lin récente ℥j. de l'huile chimique de buis ℈ij. mêlés.

Ou,

Prenez de l'huile de noix, ou de celle d'olives, ce que vous en voudrez : faites-y boüillir des cloportes.

Ou,

Prenez de l'huile d'œufs, agitée dans un mortier de plomb, ce que vous en voudrez.

Remarquez que parmi les onguents & les linimens, quelques-uns sont destinés pour calmer la douleur, certains pour résoudre & dessécher les humeurs, & d'autres pour cicatriser les ulcérations. On les appliquè sur la partie, étendus sur de la charpie ou du fin linge; & on les renouvelle toutes les 24 heures, ou selon le besoin. Par exemple,

Prenez un jaune d'œuf avec la quantité suffisante d'huile-rosat. Si vous voulez rendre ce remède plus anodin, ajoûtez-y de l'onguent populeum; & si la douleur est violente, quelques grains d'opium.

Ou,

Prenez de la graisse de poule ℥ß. de la pulpe de pommes cuites sous les cendres ℥j. du safran oriental ʒß. de l'onguent populeum ℥ß. & un jaune d'œuf; mêlés pour un liniment.

Ou,

Prenez de l'huile-violat & de l'onguent populeum, de chacun ℥ij. faites-en un onguent avec un œuf.

Ou,

Prenez du mucilage de ſemence de Pſyllium ℥ij. *de l'huile-violat* ℥iij. *mêlés.*

Ou,

Prenez du ſuc de pourpier & du miel, de chacun ℥iv, *mêlez-les dans un mortier de plomb pour l'uſage.*

Ou,

Prenez de l'onguent-roſat ℥ij. *du mercure crud* ʒij. *mêlés pour un liniment.*

Pour réſoudre la tumeur, & appaiſer la douleur en même tems, on preſcrit la racine de poireau cuite ſous les cendres, & pilée avec du beurre; d'autres conſeillent un oignon rouge cuit avec la pulpe de la racine de lys, pilés & agités avec de la myrrhe. Ou,

Prenez de l'huile d'amandes de pêches, & de celle d'amandes améres, de chacune ℥ij. *du ſtyrax liquide & du bdellium, de chacun* ʒij. *Diſſolvez ces deux derniers dans les huiles, & les incorporez dans un mortier, pour leur donner la forme de liniment.*

Le baume de ſoufre préparé avec l'eſprit ou l'huile de térébenthine, eſt fort renommé pour calmer la douleur, & diſſiper l'enflûre, ainſi que pour déterger & cicatriser les ulcérations des parties affectées. Le même *Riviere* croit que ce reméde sera encore plus efficace, si au lieu de térébenthine, on y substitue les huiles d'œufs & de millepertuis, ou dans le cas d'une tumeur & inflammation plus considérables, les huiles-rosat & violat.

On trouve dans les formules de *Mayerne* l'onguent suivant :

Prenez du corail rouge, du succin, des coques d'œufs brûlées, de l'os de séche & de la corne de cerf, de chacun ce qu'il en faut. Réduisez-le tout en poudre très-fine, & faites-en un onguent avec la quantité suffisante d'huile d'amandes douces tirée sans feu, dont vous oindrez les parties affectées deux fois par jour.

Le cataplasme ordinaire est fait avec la mie de pain cuite dans le lait, auquel on ajoûte l'huile-rosat, & celle de jaunes d'œufs.

Aquapendens recommande celui de feuilles de plantain, de pariétaire & de mauve, cuites dans l'eau, & agitées avec l'huile-rosat : on peut y ajoûter, si l'on veut dessécher davantage, les farines d'orge & de millet.

Observez que dans les cas d'extrême

douleur, il faut ajoûter le lait aux cataplasmes, à raison de la grande qualité adoucissante & anodine de cette liqueur. Mais revenons aux formules.

Prenez des feuilles de sureau vertes, ce que vous en voudrez, faites-les cuire dans l'eau jusqu'à pourriture ; étendez-les ensuite sur un linge de figure convenable ; & appliquez-les chaudes sur la partie, après l'avoir fomentée avec la décoction des mêmes feuilles. Celles-ci mises froides & pilées, sur la partie, calment la douleur à la troisiéme application.

On peut préparer des fomentations avec le boüillon blanc, la mauve, la guimauve, la pariétaire, les semences de fœnugrec, de jusquiame & d'althæa, les fleurs de camomille & d'anet cuits dans le lait ou l'hydromel, ou dans un boüillon fait avec la tête & les tripes de mouton. Le demi-bain composé avec la quantité suffisante des mêmes ingrédiens est aussi très-bon.

Une Dame d'une constitution fort délicate ayant contracté une fort mauvaise santé, après un accouchement laborieux, fut exposée, entr'autres accidens, à la suppression de ses régles, dont un flux hémorrhoïdal périodique lui tenoit

noit lieu. Les vaisseaux hémorrhoïdaux qui lui causoient quelquefois une douleur des plus vives par leur gonflement, ainsi distendus & relâchés périodiquement formerent plusieurs excroissances tout-au-tour de l'*Anus*, qui venant à se gonfler encore davantage par quelque nouvelle fluxion, fermoient presque le passage aux excrémens.

Elle avoit été pendant quelques semaines, à l'occasion de cet accident, entre les mains d'un habile Médecin qui fit son possible pour tempérer la chaleur & l'acrimonie des humeurs par les émulsions & les autres adoucissans, sans omettre la saignée faite d'abord au bras, pour diminuer la *Plethore*, & ensuite au pied, pour déterminer le cours du sang dans les vaisseaux de la matrice, & delà être chassé dans les tems périodiques. Elle prit aussi plusieurs bols de pulpe de casse & de fleurs de soufre, pour faciliter le passage des matiéres fécales, & corriger davantage l'âcreté des humeurs engagées dans la partie affectée. Les cataplasmes anodins, avec plusieurs des autres remédes ordinaires, ne furent pas non plus négligés: mais malgré tous ces secours la tumeur augmenta, les déjections devinrent muqueuses, & la douleur plus insupportable nuit & jour. Appellé en consultation à ce sujet, j'observai par l'inspection de la partie, plusieurs excroissances enflammées qui fournissoient une grande quantité d'une sérosité *ichoreuse* & sanguinolente, sur-tout après que la Malade avoit été à la chaise percée, où le *Tenesme* la forçant d'aller fréquemment, & le *Sphincter* de l'*Anus* sortant chaque fois par les efforts, elle ressentoit à cette occasion les douleurs les plus cuisantes.

Après avoir fait mon rapport aux parens, je me retirai en particulier avec le Médecin ordinaire, & je proposai la méthode suivante.

D'abord pour modérer les selles trop fréquentes, & emporter le *Tenesme*, je jugeai à propos de commencer par le bol & le julep suivans, continués soir & matin pendant deux jours.

Prenez du diascordium ʒß. *du lait de soufre* ℈j. *de la poudre de rhubarbe, un peu torréfiée* ℈ß. *du laudanum, demi-grain, du sirop de diacode ce qu'il en faut pour un bol.*

Prenez des eaux de lait alexitere & de cerises noires, de chacune ℥iij. *des eaux de canelle orgée, & de pivoine composée, de chacune ℥j. des perles préparées ʒj. & un peu de sucre, mêlés pour une lotion dont la Malade boira quelques cuillerées sur chaque bol.*

Si ces remédes ne suffisoient pas pour calmer la douleur & l'irritation, la Malade devoit avoir à côté de son lit, la potion suivante pour en user dans le besoin.

Prenez de l'eau de fleurs de primevere ℥iß. de celle de pivoine composée ʒj. du sirop de diacode ʒvj. mêlés.

Sa boisson devoit être la *décoction blanche* avec une once de gomme arabique dissoute dans chaque deux livres.

Nous convînmes en même tems de l'usage des topiques suivans, sous la forme de fomentation & de cataplasme.

Prenez des feuilles de linaire & de boüillon blanc, de chacune une poignée, des fleurs de camomille & de sureau, de chacune demi-poignée, des roses rouges une pincée. Faites-les cuire dans ce qu'il faut de lait de vache pour qu'il reste deux livres de colature, dont la moitié sera réduite la consistance de cataplasme avec la fa-

rine de féve, & on se servira de l'autre moitié pour fomentation.

Après avoir laissé pendant demi-heure matin & soir, sur la partie, des fines flanelles trempées dans cette liqueur, aussi chaude que la Malade pouvoit la souffrir, on y appliquoit chaudement le cataplasme auquel on mêloit chaque fois environ deux dragmes du baume de soufre simple. Elle trouva à la seconde application un soulagement si surprenant, que la tension des parties étant emportée, & les Hémorrhoïdes relâchées, l'*Anus* fut en état de recevoir la canule de la seringue, à la faveur de laquelle, pour modérer davantage le *Tenesme*, & calmer la douleur des parties internes, nous fimes injecter une petite quantité de la même décoction mêlée avec un peu du même baume & un jaune d'œuf; elle retint ce reméde toute la nuit qu'elle passa par le secours de son narcotique, avec beaucoup plus de tranquillité qu'elle n'avoit fait depuis plusieurs semaines.

Nous continuâmes les mêmes applications retenues sur la partie par le bandage nommé le T. jusqu'à ce que la fluxion fût entiérement dissipée. Alors pour rétablir le *ton* des parties, & fortifier le ressort du *Sphincter*, nous fîmes notre décoction dans l'eau ferrée & le vin rouge, & nous augmentâmes la quantité des roses.

L'usage de ces remédes ayant un peu rétabli la force & le ressort de l'estomac & des intestins, nous discontinuâmes le *Diascordium* avec la rhubarbe torréfiée; mais nous fûmes obligés d'y revenir de tems en tems, & de prescrire deux fois par jour le lait de soufre avec quelqu'une des poudres absorbantes, dans une prise d'émulsion faite avec l'eau d'orge, la semence de pavot blanc & les amandes douces.

La *Dysurie* qui survenoit dans le plus fort de la douleur (à raison de la contiguité, ou de la sympathie du col de la vessie avec l'*Anus*) fut modérée, & par la décoction avec la gomme arabique décrite ci-dessus, & par la poudre & la mixtion suivantes;

Prenez des yeux d'écrevisses, du sel de prunelle & du sucre blanc, de chacun xv. grains; mêlez & avalez cette poudre dans v. ou vj. cuillerées de la mixtion suivante, répétant la même chose d'heure en heure pendant la Strangurie.

Prenez de l'eau d'orge une livre, de la gomme arabique diſſoute ʒvj. ou ℥j. du ſirop de guimauve ℥j. mêlés.

Elle prenoit tantôt ce reméde avec la *décoction blanche*, & tantôt avec ſon émulſion, ſelon que le cours de ventre ou les autres circonſtances paroiſſoient l'exiger.

Pour prévenir la rechûte ; & rétablir l'embonpoint de la Malade, nous lui preſcrivîmes dans notre derniére viſite le reméde ſuivant que j'ai toûjours donné avec ſuccès dans des cas ſemblables,

Prenez de l'éthiops minéral préparé ſans feu ℈j. du ſucre bien blanc ℈ß. mêlés pour une poudre que la Malade prendra le matin dans une cuillerée de lait d'âneſſe dont elle boira demi-livre par-deſſus, répétant la même choſe à cinq heures du ſoir pendant un mois.

Mais quoiqu'elle ait recouvré ſes forces & ſa ſanté par le ſecours de ces remédes, les veines hémorrhoïdales continuent encore à ſuppléer périodiquement à la ſuppreſſion des *Menſtrues*.

Un Gentilhomme ſujet aux Hémorrhoïdes depuis pluſieurs années, ſe ſentant un jour plus inquiet qu'à l'ordinaire, s'apperçut d'un écoulement séreux au fondement. Appellé pour voir le Malade, je sentis en entrant dans sa chambre une odeur fort mauvaise, je m'apperçus, en examinant les parties, que le bas de sa chemise étoit rempli d'un sang corrompu; je découvris entre les fesses plusieurs *Condylomes*, dont quelques-uns fort tuméfiés retenoient la couleur naturelle de la peau, tandis que d'autres qui étoient livides, & pour ainsi dire, étranglés par la compression, tendoient à la gangréne : enfin il s'en présenta un un peu plus haut entiérement mortifié, qui fournissoit une humeur d'une puanteur affreuse. Le Malade avoit un pouls languissant, le visage cadavéreux, des sueurs froides & les sens égarés.

Etant nuit alors, j'ordonnai qu'on préparât pour le lendemain matin une forte lessive, où l'on feroit boüillir quelques plantes échauffantes : je fis appliquer en attendant un cataplasme de thériaque de *Londres*, & prescrivis pour aider la nature dans la séparation de la pourriture, un bol & un julep *alexipharmaques*.

M'étant rendu le lendemain matin à l'heure marquée, chez le Malade, je fus fort surpris d'y trouver un Chirurgien qu'ils avoient appellé ſans ma participation, & qui avoit déja préparé les remédes ſpiritueux & digeſtifs, comme l'huile de térébenthine, la teinture de myrrhe, & une fomentation, où il devoit ajoûter l'eſprit de vin camphré. Je rapportai à ce Chirurgien ce que j'avois obſervé la veille; mais rempli d'arrogance il prononça hardiment ſur un examen aſſez ſuperficiel des parties extérieures, qu'il n'étoit queſtion ici d'aucune mortification, ce qu'il répéta avec une eſpéce de tranſport, lorſqu'enlevant avec ſa ſonde quelques grumeaux noirs, coagulés ſur les Hémorrhoïdes, il crut que je les avois pris pour un *Sphacele*; mais comme je lui dis d'avancer plus loin, il découvrit enfin l'endroit de la gangréne : je propoſai alors des ſcarifications dans la partie : mais cet homme préſomptueux & ignorant, prétendit ſéparer toute la pourriture par la ſuppuration. Outré de tant de ſuffiſance je me retirai ſur le champ : je rencontrai en ſortant un parent du Malade qui me demanda ce que je penſois de l'état de ſon Couſin, je lui répondis que je ne croyois pas qu'il vécût encore un jour, & mon prognoſtic ſe trouva vérifié de fort près.

Zacutus Lusitanus (*a*) nous dit qu'il n'y a rien qui appaise plutôt la douleur insupportable des Hémorrhoïdes que le demi-bain de lait chaud, où environ une heure de séjour soulage le Malade. Il assure que ce reméde sera encore plus efficace, si l'on y ajoûte une chopine d'huile de pavot, & un demi-septier d'huile-violat. Des flanelles trempées dans la même liqueur, préparée en moindre quantité pour les pauvres gens, pourront suffire.

La fomentation avec l'eau-rose & le sel de Saturne, sur-tout s'il y a inflammation, convient aussi; ou celle qu'on fait avec le vin rouge & l'alun bouilli dedans: une éponge imbibée d'eau de chaux & retenue sur la partie, ou la vapeur d'une décoction de boüillon blanc faite dans le lait, & reçûe à la faveur d'une chaise percée, sont pareillement utiles. Ou,

Prenez deux poignées de grande joubarbe, faites-en une décoction dans le vin blanc, & en recevez la fumée.

On prépare aussi des fumigations en jettant sur les charbons ardens les poudres de boüillon blanc, de scrophulai-

(*a*) *Prax. Histor. lib. ult. n. 3. Obs. 1.*

re, &c. où quelques-uns ont ajoûté le soufre.

Si les Hémorrhoïdes sont internes, on prépare des injections avec quelques-uns des ingrédiens détaillés ci-dessus. Ou,

Prenez du suc de plantain & de l'huile d'olives, de chacun ℥iv. du baume naturel ℥ß. mêlés pour une injection.

L'Auteur dernier cité recommande un suppositoire préparé avec la graisse de daim, & quelques grains d'opium.

Lorsqu'il y a ulcération, le baume de soufre mentionné ci-dessus, doit être employé. Ou,

Prenez de l'huile d'olives récente ℥ij. agitez-la dans un mortier de plomb pour l'usage.

Ou,

Prenez de l'huile-rosat ℥iv. de la céruse ℥j. de la litarge ℥ß. de la cire nouvelle ℥vj. de l'opium iv. grains mêlés pour un onguent.

Ou,

Prenez de l'encens, de la myrrhe, & du safran, de chacun ℨj. de l'opium iv. grains, de l'huile-rosat, & du mucillage de semence de psyllium, de chacun ce qu'il en faut, & un jaune d'œuf, mêlez pour un onguent.

Mayerne, Médecin du Roi, procédoit de la maniére ſuivante dans le traitement de Sa Majeſté expoſée au renverſement de l'*anus*, & à une douleur violente, cauſés par les Hémorrhoïdes.

On fomentera, dit-il, la partie affectée avec des ſachets remplis de fleurs & de feuilles de bouillon blanc, de cerfeuil, de racine de grande ſcrophulaire, de celle de petite chélidoine, & de la ſemence de lin, cuits dans le lait. Ou,

Prenez de l'écorce d'aulne ℥iij. faites-les bouillir dans ℔iij. d'eau de fontaine, juſqu'à la diminution de la moitié, ajoûtez-y ʒj. d'alun, & fomentez la partie avec cette décoction chaude.

Après la fomentation, appliquez le liniment ſuivant étendu ſur du cotton.

Prenez de l'onguent Populeum *℥vj. du beurre frais ℥ij. de l'huile de lin ℥iß. de l'opium iv. grains; agitez-les long-tems dans un mortier de plomb pour un liniment.*

Ou,

Prenez de l'huile de noix tirée ſans feu ℥viij. des fleurs de bouillon blanc, trois poignées; de leur eau diſtillée ℔j. faites bouillir ces matiéres juſqu'à la conſomp-

tion de l'eau. Exprimez alors l'huile, & y faites bouillir jusqu'à pourriture 50 escargots, & 400 cloportes ; faites du tout une forte expression à travers un linge.

Prenez de cette huile exprimée ℥j. de l'huile de lin ℥ß. de l'onguent populeum ʒvj. de la casse récemment extraite, des mucilages des semences de psyllium & de coing, extraits dans l'eau de fray de grenouille, de chacun ʒiij. du sucre de Saturne ʒiß. de l'opium ℈j. & un jaune d'œuf ; mêlez & agitez long-tems ces matiéres dans un mortier de plomb pour un liniment.

Prenez de la graisse de verrat ℥iv. du minium ℥iij. du mercure crud ℥ß. éteignez bien le mercure avec la graisse, & mêlez-y ensuite le minium pour un liniment propre dans des cas graves.

Il évitoit la saignée & les sangsues, parce que Sa Majesté étoit sujette à une hémorragie continuelle par les Hémorrhoïdes ; mais il crut nécessaire l'application d'un cautére à chaque bras, tant pour cette indisposition, que pour les autres incommodités dont le Roi étoit affligé.

Il s'est élevé de grandes disputes parmi les Médecins, pour sçavoir si lorsque le flux des Hémorrhoïdes est arrêté, ou qu'elles sont fort gonflées, on doit les ouvrir, & si c'est avec la lancette, les sangsues, ou par la friction.

Nous observerons, en réponse de cette question, que lorsqu'une personne qui a été sujette à cette espéce d'évacuation, vient à en être privée, il n'y a aucun doute sur leur ouverture, surtout si elles sont tuméfiées; & même sans cela, si après avoir souvent éprouvé cette évacuation critique, on vient à être saisi de quelque maladie aigue, comme douleur de tête, vertige, appoplexie, léthargie, &c. *Fabrice Hildan* (*a*) nous dit avoir expérimenté l'utilité de cette pratique sur lui-même, & dans un Vieillard de 70 ans, chez qui ayant ouvert les veines hémorrhoïdales au milieu de l'Hyver, il le délivra d'une *hémiplegie*, accompagnée de vertiges. Mais il faut observer que ce Vieillard avoit été accoutumé tous les mois à cette décharge depuis plusieurs années.

Mais lorsque les Hémorrhoïdes n'ont pas coutume de fluer d'elles-mêmes, le moyen le plus sûr est de faire d'abord révulsion par la saignée du bras, & en-

(*a*) *De valetud. tuendâ.*

ſuite dérivation, s'il eſt néceſſaire, par celle du pied. On applique en même tems quelque topique anodin, pris de ceux que nous avons déja détaillés.

La téméraire application des ſangſuës a ſouvent occaſionné, en augmentant la fluxion, pluſieurs accidens, tels que la fiſtule, des ulcéres malins, & des excroiſſances de différentes eſpéces, dont nous parlerons tout à l'heure.

Lorſqu'il eſt beſoin d'ouvrir les Hémorrhoïdes, on le fait ordinairement par les ſangſues, ou, ſelon d'autres, en les frottant avec un linge groſſier, ou tout autre choſe, qui en les irritant puiſſe les faire ſaigner; on ſe ſert, par exemple, du ſuc d'oignons où l'on a diſſous de l'aloës, & dont on frotte les parties par le moyen d'un linge imbû de cette liqueur. C'étoit le ſécret d'*Hartman*.

Mayerne recommande pour le même but, les oignons employés en maniére de ſuppoſitoire, ou la racine de *cyclamen* récente, dont on frotte la partie, ou ſon ſuc appliqué avec de la laine; de même que ceux de la racine d'iris, & de *ſophia Chirurgorum*, exprimés, dont on ſe ſert en guiſe de fomentation. Les feuilles de figuier frottées ſur la partie, peuvent aussi procurer l'ouverture des hémorrhoïdes. Enfin on trouve plusieurs autres topiques de cette espéce, rapportés par M. *Wiseman*, & insérés dans d'autres Auteurs d'où il les a transcrits.

Mais la qualité âcre & mordante de ces remédes, en rend, selon moi, l'application aussi ou plus dangereuse que celle des sangsues, que je préférerois par conséquent si l'on ne pouvoit dégorger suffisamment la partie par l'ouverture faite avec la pointe d'une lancette ; opération après laquelle on doit faire recevoir au Malade, assis sur une chaise percée, la fumée de l'eau chaude, pour favoriser & soutenir l'évacuation.

Mais de quelque maniére qu'on procure cette ouverture, qu'on ne le fasse point sans l'avis de quelque Praticien expérimenté : car comme le flux des hémorrhoïdes ne doit pas être témérairement supprimé lorsqu'elles fluent naturellement, on ne doit pas non plus en exciter l'écoulement, s'il ne s'est jamais fait auparavant aucune crise parlà.

Il n'est point rare, il est vrai, de trouver des hommes chez qui cette évacuation revient réguliérement tous les mois; & c'est à eux à qui ces aphorismes du

Prince de la Médecine, ſe rapportent,

1. Si les Hémorrhoïdes arrivent aux Mélancoliques, & à ceux qui ont des douleurs de reins, c'eſt bon ſigne. *Aphor.* 11. *Sect. VI.*

2. Si les varices & les Hémorrhoïdes arrivent aux mélancoliques & aux furieux, c'eſt leur guériſon. *Aphor.* 21. *Sect. VI.*

3. Ceux qui ont les Hémorrhoïdes ne ſeront attaqués ni de la pleuréſie, ni de la péripneumonie, ni d'ulcéres phagédéniques, ni de légéres inflammations, ni de terminthes, ni peut-être de la lépre, ni peut-être d'autres maladies.

4. Si celui qui a les Hémorroïdes depuis long-tems en eſt tellement guéri, qu'il ne lui en reſte pas une ouverte, il eſt en danger de devenir hydropique, ou phtiſique. *Aphor.* 12. *Sect. VI.*

Mais *Hippocrate* ne dit point qu'on obtienne ces avantages en forçant le ſang dans les veines hémorrhoïdales, ou en l'y déterminant s'il n'y a aucune pente naturelle; mais lorſque l'évacuation eſt critique, & que la maſſe du ſang ſe dépure, & ſe dégage par-là d'elle-même.

La production de l'hydropiſie par la ſuppreſſion du flux hémorrhoïdal, paroîtra peut-être tenir du paradoxe ; tandis que tout le monde convient que la même maladie est occasionnée non-seulement par l'excès de ce flux, mais encore par celui de toute autre hémorrhagie ; dans le premier cas, ce symptôme doit être attribué à la cacochymie retenue, & engendrée dans le corps ; par où toute la masse des humeurs est viciée, & la sanguification pervertie : dans le second cas, le tissu du sang est rompu, son baume détruit, & tous les sucs réduits en fonte, ou changés en eau.

On demandera encore comment il arrive que l'aloës pris intérieurement, ouvre les vaisseaux sanguins (raison pour laquelle on le défend dans les Hémorrhoïdes) tandis qu'appliqué extérieurement il en arrête le flux, ou toute autre hémorragie. Je réponds que le premier est occasionné accidentellement par la raréfaction, que la qualité chaude & tenue de ce reméde produit dans le sang ; le second est dû à sa faculté astringente, & agglutinative. Mais sans nous arrêter davantage à résoudre des problêmes, il est hors de doute qu'il résulte ordinairement un grand avantage du retour périodique du flux hémorrhoïdal ; & cela non lorsque le sang bien constitué ne péche en qualité, ni en quantité; mais lorsque dans la Pléthore ou la Cacochymie, il se décharge & se purifie par cette voie; quoique cette évacuation portée au-delà des bornes, & des forces du Malade, jette ce dernier dans le danger de la même maladie que la suppression du flux hémorrhoïdal occasionne dans d'autres : ensorte qu'il est quelquefois nécessaire de rappeller ce flux supprimé, & quelquefois de l'arrêter, ou d'en modérer l'excès. Nous avons déja parlé des moyens qui conviennent dans le premier cas; nous allons détailler ceux qu'on doit employer dans le second.

Les indications paroissent être ici les mêmes que dans toute autre hémorragie excessive; c'est-à-dire, de détourner le sang de la partie par la révulsion, d'incrasser ce fluide, & d'en modérer l'ardeur : enfin de resserrer & réünir les vaisseaux ouverts. On satisfait au premier point par la saignée du bras, les frictions & les ligatures des extrémités supérieures; par les ventouses appliquées sur l'Externum, ou entre les épaules; enfin, par les doux purgatifs, comme la rhubarbe, les tamarins, les mirobolans, ou les pilules de bdellium préparées comme il suit :

Prenez des pilules de Bdellium ʒj. des trochisques de Karabé, & de la terre sigillée, de chacun ℈j. & avec ce qu'il faut de mucilage de semence de coings, extrait dans l'eau-rose, réduisez le tout en une masse dont le Malade prendra ℈j. deux fois par jour.

Zacutus Lusitanus (*a*) assûre avoir guéri par le reméde suivant, plusieurs personnes en grand danger de perdre la vie par le flux immodéré des Hémorrhoïdes.

Prenez des sucs dépurés de plantain, de verbeine & de bourse à pasteur, de chacun deux livres : faites-y boüillir de la gomme Arabique ℥iv. du sang-dragon, des sorbes prématurées, des bayes de myrthe & du mastich, de chacun ʒj. Passez ensuite ces matiéres, & ajoûtez à la colature, des sirops de myrthe, de roses séches, de plantain & de pourpier, de chacun ℥iij. de la pierre hæmatite ʒij. du corail rouge ʒiß. Faites du tout un sirop dont la dose sera de ℥iij. trois fois par jour.

La diéte doit être rafraîchissante &

(*a*) *Loco citato, num. 3. obs. 2.*

incraſſante, & la boiſſon priſe de la décoction d'orge, ou des émulſions avec les ſemences froides. Enfin les topiques qui arrêtent le flux, ſont de pluſieurs eſpéces, & ſe preſcrivent ſous différentes formes. Les ſuivans ſont pris de *Riviere*.

On peut ſe ſervir pour fomentation de la décoction de boüillon blanc, faite dans l'eau ferrée ou le vin rouge. Ou,

Prenez de la racine de biſtorte demi-livre; des feuilles de plantain & de boüillon blanc, des ſommités de ronce & de chêne, de chacun deux poignées; de la graine de ſumach, des balauſtes, des noix de Galles vertes & de l'écorce de Grenade, de chacun une poignée, des roſes rouges, deux pincées; de l'alun ℥j *faites cuire ces matiéres dans trois parties d'eau ferrée, & une partie de vin rouge* auſtere *pour une fomentation.*

On peut former un demi-bain de cette décoction, en augmentant la quantité. Ou,

Prenez de l'huile-roſat, de celles d'olives vertes & de myrthe, de chacune ℥ij. *des ſucs de plantain & de boüillon blanc, de chacun* ℥iß. *du vinaigre de vin rouge* ℥j.

faites-les boüillir jusqu'à la consomption des sucs ; ajoûtez ensuite du bol d'Arménie, du sang-dragon, de l'encens & des scories de fer, le tout réduit en poudre très-subtile, de chacun ʒj. de la cire ce qu'il en faut pour un onguent.

Ou, préparez le même remede sans huiles, qui, selon *Rondelet*, est encore meilleur. Par exemple,

Prenez des sucs de plantain, de bourse à pasteur & de bouillon blanc, de chacun ℥ij. du sirop d'oseille simple ℥iij. faites cuire légérement ces matieres, & mêlez-y ensuite du sang-dragon ℥j. du bol d'Arménie, de la terre sigillée, & de la racine de bistorte, réduits en poudre subtile, de chacun ʒiß. de la céruse lavée ʒj. mêlés pour un onguent.

S'il y a ulcération,

Prenez de l'huile-rosat ℥ij. de l'encens, de l'aloès, de chacun ʒj. de la sarcocole, du sang-dragon, & du bol d'Arménie, de chacun ʒß. de l'yvoire calciné & du Karabé, de chacun ℈ij. de l'amidon ʒiij. du suc de plantain ℥j. mêlés pour un onguent.

Ou,

Prenez des poils de liévre brûlés & de la

toile d'araignée, ce que vous en voudrez ; mêlez-les avec ce qu'il faut de blancs d'œufs & de suc de plantain pour un cataplasme.

On peut aussi se servir à peu près des mêmes remédes en forme de suppositoire. Par exemple,

Prenez de la colophone & de l'encens, de chacun ℥iij. du bol d'Arménie ℥ß. de la céruse & du plomb calciné, de chacun ʒj. de l'acacia ʒß. réduisez ces matieres en poudre subtile, & formez-en un suppositoire avec le suif de bouc.

On prépare des injections & des fumigations avec le suc de plantain, & les autres remédes proposés pour les fomentations.

Le flux hémorrhoïdal se distingue du dysentérique, en ce que dans le premier la douleur se fait sentir dans le sphincter de l'Anus, ou dans le *Rectum* ; & d'ailleurs le sang vient avant les excrémens : au lieu que dans le dernier il se trouve mêlé avec eux, & les douleurs plus vagues ici se font sentir tantôt dans les intestins grêles, & tantôt dans les gros.

Si les remédes détaillés, ou d'autres

ſemblables ne ſuffiſent pas pour arrêter le flux, le moyen le plus ſûr d'y réuſſir, eſt de toucher le vaiſſeau ouvert, ſi on peut l'atteindre avec le cautére actuel : opération encore beaucoup moins douloureuſe que celle, où après avoir découvert la veine, & l'avoir dégagée de toutes ſes enveloppes, (comme les Anciens le pratiquoient dans l'opération des Varices) on en fait la ligature, & on la coupe au-delà de cette derniére. Cette méthode ſe trouve décrite dans *Maſſara* (*a*) & dans *Rivicre* qui l'a copiée de ce dernier. Nous voyons par-là & par une infinité d'exemples donnés par *Severinus* (*b*) que la pratique de la Chirurgie étoit dans ces tems beaucoup plus cruelle que de nos jours; où néanmoins pluſieurs préférent encore la mort à l'approche du biſtouri ou du cautére : quoique nombre de maladies déſeſpérées, & ſuppoſées incurables, ayent eté guéries par-là, ſelon l'axiome vulgaire, Que *ceux qui ne ſont pas guéris par les médicamens, le ſont par le fer*, & que *ceux qui ne le ſont pas par le fer, le ſont par le feu.*

Il nous reſte à parler des Excroiſſan-

(a) *Lib. 3. de Hemorrhoïdibus.*
(b). *De Med. Effect.*

ces qui viennent ſouvent aux environs du fondement : mais en ayant déja dit quelque choſe dans le chapitre des Cors & des Verrues, je ne ferai que donner ici leur deſcription, & ajoûter les remédes conſeillés par *Sennert* (a).

Le Condylome, dit-il, eſt formé par quelque ride de l'Anus, gonflée & endurcie ; ordinairement plus incommode que douloureux : quoique cependant l'inflammation s'y joint quelquefois.

Les Thymi ſont des Verrues de l'eſpéce la plus raboteuſe & la plus inégale, ayant la baſe étroite, & la ſuperficie large ; paroiſſant rouges & diſpoſées à ſaigner. Si ces Thymi, dit le même Auteur, s'étendent encore plus loin, & augmentent, ils prennent alors le nom de Fics, dont les uns ſont bénins, & les autres malins, dégénérant ſouvent en ulcéres chancreux.

Les Crêtes ſont des Excroiſſances charnues qui naiſſent près du fondement, & ont communément leur ſource dans l'infâme impudicité de certains monſtres, qui s'étant dépouillés de l'humanité, ſurpaſſent les bêtes même dans leur brutale concupiſcence. Ce mal, continue *Sennert*, eſt fort rare dans no-

(a) *Prax. lib. 3. part. 2. ſect. 1. c. 10.*

tre Allemagne, mais très-commun parmi la jeuneſſe de Rome, ſelon le rapport de *Luſitanus* & de *Foreſtus*. Je ſouhaiterois pouvoir avancer que cette pratique diabolique fût inconnue en Angleterre; où j'ai obſervé pluſieurs de ces excroiſſances, dont on en a ſoupçonné quelques-unes avec raiſon, tirer delà leur ſource. Elles ſont fréquentes dans les pays chauds tant Chrétiens que Mahométans. Mais en voilà aſſez, & peut-être trop ſur une matiere à laquelle on ne peut penſer, que rempli d'horreur pour l'action & les acteurs.

Maſſara ne diſtingue à peine ces trois Excroiſſances que par leur groſſeur, plus ou moins grande, les comprenant toutes, comme nous l'avons déja remarqué, ſous le nom de *Mariſcæ*. La maniere de leur génération & de leur traitement eſt à peu près la même dans toutes.

Les Rhagades ſe forment à la racine de ces ſarcomes, ou près de leurs extrémités, ſur-tout de celle des Crêtes.

On peut eſſayer de détruire ces Excroiſſances par les médicamens, avant que d'en venir à l'opération. *Sennert* preſcrit les ſuivans:

Prenez du cuivre calciné ℥j. *de l'orpiment*

ʒß. de l'alun. ʒij. de l'huile-rosat, ce qu'il en faut ; mêlés.

Ou,

Prenez de la litarge, de la céruse, de la gomme ammoniac & du bdellium, de chacun ʒij. de la térébenthine ʒj. de la cire ℥ß. Broyez les poudres avec le suc de morelle, & les mêlez ensuite avec les autres matieres.

Pour prévenir leur retour,

Prenez des cendres de sarmens de vigne ; & en formez un liniment avec le vinaigre. Ce remede emporte aussi ces excroissances, selon Ætius.

Si les Rhagades sont séches & sans écoulement ; tandis qu'on ordonne intérieurement les rafraîchissans & les humectans, on se sert du topique suivant :

Prenez de la moëlle de veau, des graisses de poule & de canard, du beurre frais, des huiles d'amandes douces, de sesame & de pavot, de chacun ʒiij. de la litarge ʒß. de la gomme adragant ʒj. de la cire, ce qu'il en faut pour un onguent.

Si ces excroissances sont produites par un dépôt d'humeurs âcres, sur les parties, il faut les évacuer avec des purgatifs doux, comme la casse, la manne, la rhubarbe, le sirop de roses solutif, &c. si elles sont occasionnées par les Hémorrhoïdes, ou la dyssenterie, on doit être circonspect dans leur cure. Si les excrémens sont endurcis, ou le ventre resserré, les lavemens émolliens & rafraîchissans conviennent.

Lorsque les Rhagades sont humides, sanieuses & virulentes, on les fomente avec cette décoction.

Prenez des feuilles de plantain, de ronce & de roses rouges, de chacune une poignée; de l'orge entier, demi-poignée; de l'alun ℥j. Faites-en une décoction dans l'eau de fontaine; ajoûtez-y sur la fin la troisiéme partie de vin blanc.

On peut ensuite se servir de l'onguent suivant:

Prenez de la céruse lavée, de la litarge, de l'aloës, du mastich, de l'encens, de la sarcocole, & du bol d'Armenie, de chacun ℈ij. Réduisez le tout en poudre subtile. Mêlez-le dans un mortier de plomb avec ce qu'il faut d'huile-rosat, & y ajoûtez un peu de cire pour un onguent.

Ou,

Prenez de la céruse, du plomb calciné, de

la litarge, de l'alun & de l'encens, de chacun ʒj. des graisses de poule, de canard, de porc, des huiles d'amandes douces & de pavot, de chacun ℥iß. mêlez-les sur un feu doux avec la cire qu'il faut pour leur donner la consistance d'onguent.

S'il y a beaucoup de feu ou de chaleur, avec soupçon de Cancer,

Prenez des sucs de plantain, de pourpier & de morelle, de chacun ℥ij. de l'huile-rosat ℥j. Agitez-les dans un mortier de plomb avec ce qu'il faut de cire pour un onguent.

Dans le cas de grande ulcération jointe aux Rhagades,

Prenez du pompholyx & de l'onguent blanc camphré, de chacun ℥iß. de l'huile-rosat & de celle de myrthe, de chacune ℥ß. de la manne, de l'encens & de l'aloës, de chacun ʒiß. de la litarge d'argent ʒß. des sucs de morelle, de plantain & de boüillon blanc, de chacun ce qu'il en faut: mêlez le tout dans un mortier de plomb pour l'usage.

Je dirai un mot avant que de finir ce Chapitre, de la Coupûre ou Ecorchûre de la peau des environs de l'Anus, nommée *Attritio* & *Intertrigo* par les Latins. Elle arrive ordinairement à ceux qui marchent, ou vont beaucoup à cheval. On a coûtume d'employer pour la cure de cette incommodité, quelqu'un des remédes suivans ; tels que les suifs de cerf & de bouc, les graisses d'oye, de poule & de canard ; les huiles-rosat, de myrthe & de jaunes d'œufs ; le mucilage de gomme adragant préparé avec l'eau-rose ; la poudre de noix de Galles mêlée avec l'huile & le jaune d'œuf ; les onguents de litarge, de céruse, de calcite & de pierre calaminaire ; la poudre d'amidon, la farine de fêves, &c.

Les excroissances détaillées se traitent à peu près de la même maniére, lorsqu'elles attaquent les parties naturelles des femmes, à l'exception qu'elles exigent ici des remédes encore plus dessicatifs, à cause du plus grand relâchement & de l'humidité naturelle de ces parties chez le sexe.

Si ces excroissances sarcomateuses sont vénériennes, voyez ce que j'en ai dit dans le Chapitre des Cors & des Verrues, & dans mon Traité de la Maladie Vénérienne.

CHAPITRE VIII.

Des parties du Corps réünies, ou séparées contre l'intention de la Nature, dès la premiére conformation, ou par accident.

IL arrive très-fréquemment que les parties qui devroient être naturellement unies, se trouvent séparées, & d'autres fois, quoique plus rarement, que celles qui devroient être séparées ou ouvertes, sont jointes ou fermées : la maladie est, dans les deux cas, originaire ou accidentelle.

Nous voyons un exemple dans le Bec de liévre des parties originairement séparées, qui devroient être jointes ; & chaque plaie nous en fournit un de celles qui sont divisées accidentellement.

Nous en avons de celles qui sont originairement jointes contre l'ordre de la nature, dans les personnes qui naissent sans aucun passage, du moins naturel, pour les excrémens, ou pour l'urine : nous observons enfin des exemples de celles qui ſont accidentellement unies dans ceux qui en conſéquence de quelque accident, comme la brûlure, ont les doigts joints enſemble, ou les oreilles collées contre la tête. Enfin les excoriations du vagin, des lévres, des narines, &c. traitées ſans l'attention requiſe, occaſionnent la jonction de ces parties.

Pour remédier à ces imperfections on a recours aux deux premiéres parties de la Chirurgie, la Sinthèſe & la Diérèſe: celle-là réunit les parties ſéparées; celle-ci ſépare celles qui ſont réunies contre l'intention de la Nature. Nous traiterons ſeulement ici de ces derniéres, & nous commencerons par le Gland ſans ouverture.

Avant que d'entreprendre des Opérations de cette nature, il faut que le Chirurgien, pour ne pas décréditer ſon Art, & ne point faire douter de ſon jugement, il faut, dis-je, qu'il prévienne les parens du Malade, de la vraiſemblance de l'événement, & qu'il les avertiſſe, s'il le juge de même, qu'on ne ſçauroit entreprendre l'opération ſans le dernier riſque: ce qu'on ne doit même jamais faire que dans les cas d'une néceſſité abſolue; comme lorſqu'il n'y a aucune ouverture pour la décharge des excrémens ou des urines.

Si l'on n'apperçoit donc aucun vestige, ni aucune espéce de coûture dans l'endroit où le Gland, l'Anus & le Vagin doivent être naturellement ouverts; il y a très-peu d'apparence de réussir dans l'opération ; je puis même dire que parmi un nombre d'enfans affligés de cette maniére, je n'en ai vû aucun soulagé par l'incision, quelque profonde qu'elle ait été faite ; telle étant la conformation des parties, comme on le remarque ensuite par l'ouverture du cadavre, qu'il est impossible de secourir ces jeunes malheureux, qui peu de jours après avoir vû la lumiére, en sont privés pour toûjours.

Ainsi si l'enfant est né sans issue pour l'urine, & que le Gland ne présente aucun vestige d'ouverture, il est rare de trouver aucun conduit dans l'urethre; ou si on en trouve, il est difficile de frayer à l'urine la voie naturelle, surtout si elle est accoûtumée à se vuider depuis long-tems par quelque ouverture faite dans le *Periné* ou ailleurs.

Consulté pour un enfant d'environ sept ans, qui avoit toûjours fait son eau par un trou placé au-dessous du frein ; je le ſituai convenablement pour l'opération, après quoi je pouſſai un inſtrument pointu ſemblable à une petite aiguille à ſeton, au milieu du Gland; juſqu'à ce que j'en découvris la pointe avec ma ſonde, dans la fauſſe ouverture; ôtant alors mon inſtrument, j'introduiſis dans le conduit une petite bougie ointe de beurre frais, que j'aſſujetis par un bandage convenable. Avant de me retirer j'appris aux parens comment ils devoient ſe conduire lorſque l'enfant auroit beſoin de faire de l'eau ; mais celui-ci ne s'étant trouvé dans cette néceſſité que le lendemain matin, tandis que ſa Garde étoit endormie, il emporta bruſquement tout l'appareil. Il voulut enſuite remettre la bougie ; mais la cuiſſon qu'il reſſentit alors, lui fit abandonner ce deſſein : La Servante voyant à ſon réveil ce qui s'étoit paſſé, vint ſur le champ me chercher par ordre de ſon Maître. Je paſſai d'abord une autre bougie dans le canal, mais avec quelque difficulté, ſes parois étant ſur le point de ſe réünir. Le jeune Malade épouvanté par l'idée d'une ſeconde opération dont je le menaçai, fut plus circonſpect à l'avenir, & plus étroitement gardé par une perſonne miſe exprès auprès de lui. Je m'apperçus quelques jours aprés que l'eau sortoit par les deux ouvertures ; plaçant alors mon doigt, ou une petite emplâtre sur l'ancienne, l'urine jaillit à plein canal par le nouveau conduit. Enfin celui-ci fut guéri & desséché en y tenant une espéce de bougie préparée avec la poudre de pierre calaminaire, le pompholyx, &c. Je passai alors le caustique sur les bords calleux de l'ancien orifice, jusqu'à ce que je fus parvenu jusqu'au vif. Après avoir séparé l'escarre avec mon baume térébenthiné, je tâchai de procurer la réünion de l'ouverture; mais je ne pus le faire si parfaitement, malgré trois différentes tentatives, qu'il n'y passe encore quelque peu d'urine : ce qu'on peut néanmoins aisément prévenir en portant une petite emplâtre par-dessus le trou.

Mais si l'ouverture qui donne passage à l'urine, est éloignée de l'extrémité du Gland, comme lorsqu'elle se trouve dans le périné, je vois très-peu d'apparence à pouvoir corriger ce défaut.

Lusitanus (*a*) fait mention d'un cas de cette espéce dans un enfant de deux ans, qui, sans le moindre vestige

(a) *Cant. 1. Curat. Med. 23.*

d'ouverture à l'extrémité du Gland, n'avoit qu'un orifice à la racine de la verge près des testicules, par où il faisoit son eau à plein canal, comme par la voie ordinaire : ensorte qu'il sembloit participer des deux sexes, & représentoit comme une espéce d'Hermaphrodite. Son cas étant consulté, *Antoine Musa Brassavole* & un nommé *François* Chirurgien se déclarerent contre l'opération, tandis que *Lusitanus* & *Jean-Baptiste Cananus* fameux Anatomiste, furent pour elle ; alléguant que si le jeune Malade vivoit, il seroit inhabile à la génération. *Cananus* avoit imaginé une canule d'argent, qui portant une aiguille dans son canal, devoit être introduite dans l'orifice du périné, & poussée du côté du Gland, aussi loin que le conduit pourroit le permettre : l'aiguille devoit alors frayer le reste du chemin, & la canule laissée dedans jusqu'à ce que le passage fût parfaitement formé. Mais les parens, dit *Lusitanus*, s'appercevant par nos débats, que le succès étoit douteux, ne voulurent point hazarder la vie de leur enfant, & il ne fut plus question de l'opération.

M. *Vauguion* (*a*) rapporte un cas à

(a) *Oper. de Chirur. c.* 40.

peu près ſemblable dans un enfant de l'Hôtel-Dieu de Paris, qui n'avoit point d'urethre, & dont chaque teſticule occupoit un *ſcrotum* particulier. Il avoit une fente dans le périné, ſemblable à la vulve ; ce qui faiſoit prendre à tort cet enfant pour un Hermaphrodite, puiſqu'en paſſant la ſonde par cette fente, on la conduiſoit dans la veſſie ; & que d'ailleurs on ne trouva à l'ouverture du cadavre, aucun des organes de la génération appartenans à la femme. *Grégoire Horſtius* (*a*) fait mention d'un autre enfant qui rendoit l'urine par une ouverture placée dans le même endroit.

Van Horn rapporte une opération qu'on croiroit à peine pratiquable, ſi elle n'étoit appuyée de la réputation & de la candeur de cet Auteur. Il s'agit d'un enfant qui étant né avec la verge percée près du *ſcrotum* & ſans aucune apparence d'urethre, un Chirurgien lui en fit un d'artificiel, par une inciſion pratiquée tout le long de la partie inférieure du *Penis* ; il mit enſuite une canule de plomb dans le conduit qu'il venoit de faire, couſut la peau par-deſſus, & obtint par la cicatrice un canal pour le paſſage de l'urine ; *Vauguion* ſait

(a) *Lib. 4. part. 2. obſ. 16.*

aussi mention du même cas dans ses Opérations de Chirurgie.

Z. Lusitanus (*a*) parle d'une personne qui depuis la naissance rendoit son urine par un grand orifice placé dans le périné; & par un fort petit dans l'endroit ordinaire. Il se maria cependant; mais observant qu'il ne faisoit aucune éjaculation par la voie usitée, & désespérant par-là d'avoir des enfans, il assembla une Consultation des Médecins & des Chirurgiens les plus fameux, qui, attendu que son incommodité venoit de naissance, le flatterent peu du succès de la cure; mais le Malade animé du désir d'avoir des enfans, voulut tenter l'opération qui se termina heureusement: car les bords de l'orifice du périné ayant été rafraîchis, ils se réünirent aisément, & l'ouverture du Gland fut aggrandie par l'incision, & tenue dilatée jusqu'à la consolidation des parties blessées. Après quoi la semence & l'urine prirent la voie ordinaire, & le Malade eut une famille nombreuse. Mais ce sont des cas extraordinaires qui ne doivent point faire régle.

On doit porter le même prognostic dans le défaut d'ouverture de l'anus que

(a) *Prax. Med. admir. vol. 2. l. 3. obs. 71.*

nous avons fait à l'égard du gland non-ouvert: car il est inutile de tenter l'opération, s'il n'y a aucun indice dans la partie pour diriger le bistouri ; ou si les excrémens se déchargent par quelque voïe extraordinaire, comme je l'ai vû il y a quelques années dans une petite fille chez qui le *rectum*, qui se terminoit dans la vulve, vuidoit par-là les excrémens.

Je fus appellé il y a près de vingt ans, pour voir un enfant qui étant né sans aucun vestige d'anus, je tentai, plûtôt que de le laisser périr sans essayer aucun reméde, une ouverture aussi profonde que j'osai la faire, mais sans effet. Je ne trouvai après la mort du jeune Malade, ni boyau, ni sphincter : ce que j'avois pris pour le *rectum*, se trouva placé dans le bassin, représentant un boudin distendu par le *meconium* ; mais sans aucune issue.

Un cas encore plus remarquable est celui de l'enfant d'un Tailleur de pierre de *Schaffouse*, communiqué par *Holtzachius* (*a*), & rapporté aussi par *Schenkius*. Pendant le peu de jours que cet enfant, né sans anus, vécut, il rendit ses excrémens avec l'urine par la verge. Après sa mort on trouva que le *rectum* se dé-

(a) *Lib. 3. sect. 1. de clauso ano.*

chargeoit dans la veſſie, au lieu de ſe terminer au fondement. On peut voir d'autres exemples de cette eſpéce dans *Rouſſeus*, *Epître* 14. dans *Borelli*, *cent.* 3. *obſ.* 16. dans *Hildan*, *cent.* 1. *obſ.* 75.

D'un autre côté, lorſqu'il n'y a que la peau à percer, & qu'elle préſente quelque marque pour guider le biſtouri, l'opération réüſſit ſouvent. Nous avons un cas de cette nature dans le dernier Auteur cité (*a*), qui appellé pour un enfant de ſix jours, affligé d'un gonflement conſidérable dans le bas-ventre, de ſueurs froides & de défaillances, & appercevant le fondement fermé par une ſimple membrane avec une marque bleue ou livide au milieu, il y fit une légére inciſion avec une lancette armée, crainte de bleſſer le ſphincter : dilatant enſuite l'ouverture avec un petit *ſpeculum*, il en ſortit une grande quantité d'excrémens : après quoi, pour prévenir la réünion des côtés de l'orifice, il y introduiſit une canule de plomb, frottée avec un onguent deſſicatif fait avec la céruſe, le minium & le pompholyx. L'enfant fut parfaitement guéri par ces ſecours : L'Auteur ayant été enſuite informé qu'à l'âge de dix-huit ans il n'é-

(a) *Obſ. Chir. cent.* 1. *obſ.* 73.

toit ſujet qu'à la ſéchereſſe & au reſſerrement du ventre.

Si l'orifice du vagin eſt fermé par une membrane, on peut l'ouvrir avec une lancette : mais ſi les lévres de la vulve ſont réünies & adhérantes, il faut placer la Malade comme pour l'opération de la taille, & faire l'inciſion de haut en bas avec un biſtouri courbe, dont on tient le dos tourné vers les nymphes ; continuant de couper avec précaution juſqu'à ce que l'ouverture paroiſſe ſuffiſante : après quoi, s'il ſe trouve quelque excroiſſance charnue ou fongueuſe dans le vagin, on y introduit, dans la vûe de l'emporter par la ſuppuration, des tentes d'une grandeur convenable, ointes de quelque bon digeſtif ; ou on y enfonce une canule de plomb proportionnée à l'inciſion, & ointe de quelque onguent épulotique ou deſſéchant, afin d'empêcher la réünion des bords de l'ouverture.

Sennert, *Benivenius*, *Nicolas Florentin* & pluſieurs autres Auteurs rapportent des exemples de cette eſpéce dont ils ont été témoins eux-mêmes. *Pline* (*a*) dit qu'on regardoit toûjours comme un mauvais augure pour une femme, de

(a) *Lib.* 7. *c.* 16.

naître avec le vagin fermé : il en donne pour exemple, *Cornelie*, mere des *Gracques*. J'avoüe que je n'ai jamais vû cette partie fermée dès la naissance : Quoique je l'ai r'ouverte plus d'une fois, à l'occasion de sa réünion causée par quelque suppuration : après quoi j'introduisois dans le vagin une espéce de *pessaire* composé de médicamens dessicatifs, jusqu'à la parfaite consolidation des parties blessées dans l'incision.

Mais il est beaucoup plus commun de trouver le vagin fermé intérieurement par la membrane nommée *Hymen*, sur lequel il y a eu bien des disputes parmi les Anatomistes. *Fallope*, *Alex. Benedict. Vid. Vidius*, *Picolomini*, *Cypræus*, *Vesale* & *Aquapendente* en soutiennent l'existence ; *André du Laurent*, *Fernel*, & *Charles Stephanus* la nient absolument : *Columbus*, *Forestus*, *Paré*, *Marcel Donat*, *Capivacius*, &c. veulent qu'on le trouve chez quelques filles, & non chez toutes. Parmi ces derniers, *Columbus* (*a*) assûre qu'il n'a jamais pû le découvrir plus de trois fois parmi le grand nombre de ses dissections. *Ambroise Paré* (*b*) dit l'avoir cherché dans

(a) *Lib.* 15. *c.* 4.
(b) Liv. 23. ch. 42.

un grand nombre de filles depuis l'âge de trois ans & au-dessus, sans l'avoir observé qu'une seule fois dans une fille de dix-sept ans ; pour laquelle ayant été consulté par la mere, dans la crainte que sa fille ne pût avoir des enfans ; il trouva, dit-il, une membrane nerveuse fort mince derriére les nymphes, & située, pour ainsi dire, devant l'orifice du col de la matrice, n'ayant qu'un petit trou au milieu qui donnoit passage aux menstrues : il incisa cette membrane, & apprit à la mere la maniére d'en empêcher la réünion. Cette fille se maria bientôt après, & eut quatre enfans de ce mariage. Quiconque voudra pénétrer plus profondément dans cette dispute, peut lire *Gregoire Horstius* (*a*) qui a rassemblé toutes les opinions qui couroient de son tems sur cette matiére. *Gaspar Wolphius* (*b*) avoüe avoir été si curieux sur ce sujet, que n'ayant pas eu la patience d'attendre des occasions plus convenables & plus légitimes, déterra dans la nuit, aidé de quelques-uns de ses amis, une fille d'environ dix-huit ans qui avoit été ensevelie le même jour. Lorsqu'il en vint, dit-il, à la dis-

(a) *Epist. Med. sect. 4. de Hymene.*
(b) *De obs. prop.*

section des parties de la génération, il trouva & fit voir à ses Compagnons une membrane mince, mais fortement tendue, placée devant l'orifice du col de la matrice, & ayant dans le milieu un petit trou oblong, représentant exactement la prunelle de l'œil d'un chat : elle étoit attachée tout autour du vagin, comme le diaphragme l'est au dos & aux côtes. J'observai de plus, ajoûte-t-il, certains petits vaisseaux sanguins, répandus çà & là sur l'étendue de cette membrane.

Mais il importe fort peu, pour notre dessein, que le vagin soit fermé par le collement de ses parois, selon quelques-uns, ou par la réünion des caroncules myrtiformes ; ou enfin, ce qui est plus vrai-semblable, par une membrane réelle, nommée *Hymen*, placée devant le col de la matrice. De quel côté que l'accident vienne, il faut tâcher d'y remédier autant que l'art peut le permettre : car si cette membrane est, comme il arrive quelquefois, entiérement fermée ; ensorte que les menstrues n'ayent point d'issue : il faut nécessairement que tout ce qui vient de la matrice soit retenu : & par conséquent que la fille soit en danger de la vie, & dans l'impossibilité de concevoir, si l'on ne coupe cette membrane à tems. On trouve plusieurs exemples de cette nature, surtout dans *Beniveniùs* (a), qui rapporte qu'étant consulté pour une jeune femme, il découvrit par l'inspection une membrane qui fermoit la sortie à ce qui venoit de la matrice. Il sortit par l'ouverture qu'il y fit, une quantité considérable de matiére noire avec tant de force, qu'elle éteignit la chandelle que tenoit un Domestique, à une certaine distance. Je pourrois rapporter différentes histoires de la même nature; mais je crois qu'il n'y en a pas de plus remarquable que celle de *Cowper* (b) que je donnerai ici dans ses propres termes.

Je fus appellé il y a quelques années, dit ce sçavant Anatomiste, par mon ami le Docteur *Chamberlain*, pour voir une femme mariée âgée d'environ vingt ans, dont le bas-ventre paroissoit distendu, comme si elle avoit été enceinte. Nous trouvâmes par l'examen des parties, l'*hymen* sans aucune ouverture, & débordant les grandes lévres; de maniére qu'on l'auroit pris à la premiére vûe pour une chûte de la matrice. L'ori-

(a) *De abditis*; *cap.* 28.
(b) Anat. Table 51.

fice de l'urethre étoit si dilaté, que ses bords représentoient assez bien l'anus d'un coq : ensorte que je pouvois introduire aisément mon doigt dans la vessie. Il sortit, continue-t-il, par l'incision que je fis à l'*hymen*, au moins quatre pintes de sang grumelé, de couleurs & de consistances différentes ; qui n'étoit que celui des menstrues supprimées : il en vint le lendemain la même quantité en ôtant le pessaire que j'avois introduit dans l'ouverture après l'opération. Trois ou quatre jours après, la Malade se trouva tranquille, & fut parfaitement guérie bientôt après. Elle accoucha d'un bel enfant un an ensuite. Son mari nous dit que les premiéres approches leur avoient été fort douloureuses à l'un & à l'autre ; mais qu'enfin il avoit trouvé un accès plus facile ; ce qui ne pouvoit être que par l'orifice de l'urethre.

Moccius & *Schenkius* parlent d'une femme de *Hesse*, qui n'avoit, au lieu de la grandeur ordinaire de la vulve, qu'un trou à admettre une plume : elle voulut néanmoins se marier, & vécut dans cet état avec son mari (fort paisible sans doute sur l'article) pendant huit ans ; mais enfin il plaida pour le divorce : l'affaire fut portée devant le *Landgrave* de *Hesse*, qui par l'avis des *Mages* & de *Dryander*, fameux Praticien, ordonna que la femme fût opérée. Mais dans le cours de la cure le bon homme mourut, & laissa la joüissance de son épouse à un second mari qu'elle épousa bientôt aprés, & en eut un fils dont le *Landgrave* lui-même eut la bonté d'être Parrain.

Vous pouvez voir un plus grand nombre de ces cas avec la maniére d'y remédier, dans *Borelli*, dans *Meckrin*, dans *Cabrol*, dans *Severin*, dans *Wier*, dans *Bartholin*, dans *Hollerius*, & plusieurs autres Ecrivains.

L'enfant naît quelquefois avec l'oreille externe fermée. Si elle l'est par une membrane, on en fait l'ouverture par l'incision : si c'est par quelque excroissance charnue, ou fongueuse, on en tente premiérement la fonte par quelque doux cathéretique, & si celui-ci ne suffit pas, on y substitue le caustique. Il faut dans l'un & l'autre cas prendre bien garde que la membrane du tympan ne soit endommagée par les sels de l'escarotique. Mais s'il n'y a aucun vestige d'ouverture, ou si le vice se trouve derriére le tympan, le mal est incurable, & il n'y faut point toucher.

Une femme groſſe mettant ſouvent le doigt dans une de ſes oreilles, à l'occaſion d'un bruit déſagréable qui l'inquiétoit beaucoup, ſur-tout à l'heure du ſommeil, accoucha d'un enfant qui n'avoit qu'une oreille : il n'y avoit à la place de l'autre qu'un morceau de chair ſaillante d'environ demi-pouce, & de la groſſeur du doigt d'un enfant. Ce petit me fut apporté quelque tems après; mais je conſeillai aux parens de ne point toucher à cette excroiſſance.

Lorſqu'il ſe trouve dans les narines des nouveaux-nés des ordures contractées dans la matrice, on peut les emporter avec un petit inſtrument ſemblable à un cure-oreille. S'il y a quelque ſubſtance charnue, il faut la conſumer ſi la choſe eſt pratiquable, comme nous l'avons dit de celle de l'oreille; ou comme les Auteurs l'enſeignent à l'égard du polype du nez. Si les aîles de ce dernier ſont collées à la cloiſon, on pourra peut-être les en ſéparer avec le bout d'une ſonde; mais ſi elles y ſont agglutinées, & ne font enſemble qu'une même partie, il faudra les diviſer avec une lancette, & les tenir enſuite ouvertes par des tentes douces & molletes, chargées de quelque onguent deſſicatif, ou avec une petite canule, par le canal de laquelle l'air puiſſe paſſer en même tems. Mais ſoit qu'on ſe ſerve de tentes ou de canule, il faut avoir grand ſoin qu'elles ſoient aiſées dans les narines, afin que par leur irritation elles n'excitent point l'éternûment qui les repouſſeroit ſur le champ en dehors. On doit les continuer juſqu'à la parfaite conſolidation des parties écorchées, ſans quoi une ſeconde réünion ſeroit à craindre.

Les lévres doivent être traitées de la même maniére en cas d'adhérence, excepté qu'au lieu de tentes on ſe ſert ici de deux bandelettes un peu tendues dans leur milieu, pour mieux contenir les lévres & l'onguent de tuthie, ou mon cérat de pierre calaminaire qu'on applique ſur les parties excoriées ; & qu'on continue juſqu'à leur parfaite conſolidation.

Greg. Horſtius (*a*) rapporte qu'un Meûnier ayant eu les lévres excoriées, à l'occaſion d'une puſtule, ou de quelque autre accident, elles s'unirent enſemble : enſorte qu'il ne pouvoit prendre ſa nourriture que par un entonnoir mis dans un petit trou qui reſtoit encore

(a) *Epiſt. Med. ſect. 19. de coalit. part. genit.*

core à la bouche : mais celui-ci venant auſſi à ſe fermer, on fut obligé de ſéparer les lévres par l'inciſion : elles ſe rejoignirent néanmoins une ſeconde fois ; & enfin, ſoit par négligence, ou par quelque autre cauſe, une troiſiéme ; tant elles étoient diſpoſées à la réünion, Le pauvre Meûnier inquiet & déſeſpéré de ne point trouver de fin à ſon mal, réſolut de laiſſer fermer ſa bouche pour une bonne fois, & s'obſtina à s'affamer.

En voilà aſſez pour ce qui regarde les réünions originaires des parties qui doivent être naturellement ouvertes. Les adhérences accidentelles ſont pour la plûpart moins dangereuſes, quoiqu'il y en ait de très-difficiles à détruire. Il arrive très-ſouvent que les enfans ſe mettent, parmi leurs jeux, des pois, des noyaux de cériſes, &c. dans les oreilles ou dans les narines : Ces corps ſont pouſſés quelquefois ſi avant dans ces ouvertures, qu'ils demandent de l'attention, & des inſtrumens convenables qu'on puiſſe gliſſer derriére, pour en procurer plus ſûrement l'extraction ; ſur tout ſi on ne peut pas les ſaiſir & les attirer par quelque matiére glutineuſe dont on enduit le bout de l'inſtrument.

Il arrive auſſi que l'uréthre ſe ferme

ſouvent par de petites pierres, qui envoyées par la veſſie, parviennent juſqu'à l'endroit du frein, où elles reſtent engagées juſqu'à ce qu'on les mette dehors par la ſuction, ou une compreſſion douce ; ou des petites tenetes, lorſque ces petits calculs ſont aſſez avancés pour pouvoir les ſaiſir.

Si l'on ne peut pas emporter la pierre par la ſuction ou la compreſſion, quelques Auteurs propoſent de ſouffler dan l'uréthre, par où ils prétendent pouvoir le dilater ſuffiſamment, pour procurer la ſortie du calcul. Enfin la derniére reſſource eſt de faire une inciſion ſur l'endroit de la pierre qu'on tient aſſujettie avec les doigts, & qu'on ôte enſuite par la plaie. Après quoi il faut travailler promptement à la réünion parfaite des lévres de cette derniére ; de maniére que l'urine n'y puiſſe trouver aucune iſſue : ſuite fréquente & malheureuſe de ces ſortes d'opérations : particuliérement lorſqu'elles ne ſont point exécutées par des Lithotomiſtes verſés dans les autres parties de la Chirurgie.

L'adhérence accidentelle des lévres de la vulve eſt ſouvent occaſionnée par leur ulcération ou leurs écorchûres. Les brûlures produisent très-communément le même accident dans les autres parties du corps, lorsqu'on n'a pas soin de tenir séparées les parties brûlées. Cette réünion arrive à l'occasion de petites fibres qui poussant des deux côtés des parties divisées, vont se réünir & s'inoculer ensemble : ou si leur distance s'oppose à cette jonction, les sucs nourriciers qui coulent toûjours dans les lévres des parties brûlées ou excoriées, y forment par leur coagulation, des corps fongueux qui augmentent jusqu'à ce qu'on en arrête le progrès par quelque puissant dessicatif ou cathérétique; ou que la génération d'une nouvelle peau y mette des bornes.

Une jeune fille attaquée d'une fiévre aigue se plaignit à sa mere, quelques jours après, d'une inflammation accompagnée de gonflement & d'une douleur vive aux lévres de la vulve. Instruit confusément par les parens de la nature & du lieu de ces accidens, je leur conseillai d'appliquer sur la partie un cataplasme fait avec le pain, le lait, un jaune d'œuf, & un peu d'onguent de sureau : mais l'inflammation augmentant encore, quelque bonne femme leur fit faire des embrocations sur le mal, avec un mélange de pompholyx & de nutritum, dont la froideur ayant attiré la noirceur des parties affectées, les parens allarmés m'envoyerent prier de venir promptement. Je trouvai tout l'extérieur de la vulve saisi d'une véritable mortification depuis le pubis jusqu'au periné. Je jugeai d'abord que la tumeur avoit été produite par le transport de la matiére fébrile sur les parties affectées, disposées à s'engorger à raison d'une gonorrhée virulente dont la Malade se trouvoit alors attaquée. Je fis des scarifications jusqu'au vif, & je pansai ensuite les parties scarifiées avec un mélange de teinture de myrrhe & de baume de térébenthine; j'appliquai par-dessus une compresse imbue d'esprit de camphre, & je contins le tout par un bandage fait en forme de T. Les parties mortifiées s'étant séparées après quelques pansemens, de toute l'étendue des grandes lévres, je mis un peu de précipité rouge sur la plaie, pour en déterger les bords, & en applanir les inégalités; après quoi je travaillai à la cicatrice par le moyen de la pierre de vitriol & de mon cérat de pierre calaminaire. Mais la Malade paroissant honteuse de se voir ainsi exposée tous les jours, me pria de permettre à sa mere de continuer les pansemens, & de ne revenir moi-même que dans trois ou quatre jours. Pour complaire à ses désirs je laissai chez elle la pierre de vitriol avec un pot de mon cérat, ordonnant de tenir les parties bien séparées, en introduisant un peu haut une compresse de chaque côté, qu'on devoit changer matin & soir. Mais notre Malade qui se trouvoit alors sans douleur, ne croyant plus ces précautions nécessaires, se leva, & sortit tous les jours; par-où le dérangement de l'appareil ayant laissé les parties excoriées à découvert, elles se réünirent bientôt. La mere épouvantée par ce nouvel accident vint me prier de revoir sa fille. Dès que je fus arrivé chez elle, je séparai les deux aîles de la vulve avec le bout de mon spatule; j'appliquai ensuite de la charpie séche sur les lévres saignantes: j'introduisis dans le vagin un pessaire oblong, & je contins le tout par le bandage convenable. Le lendemain matin je séparai la charpie collée aux parties, par le moyen du lait tiéde; je les pansai ensuite avec mon cérat, dont je laissai chez la Malade ce qu'il en falloit pour finir la cure. Mais elle ne voulut prendre aucun remède pour sa gonorrhée, pas même un purgatif, pour lesquels elle se sentoit la dernière aversion; rebutée, je suppose, par les remèdes empyriques qu'on lui avoit prescrits.

Horstius (*a*) parle d'un cas bien plus malheureux arrivé à une femme qui étant tombée, ayant un morceau de bois dans sa main, celui-ci entra par accident dans le vagin, où il produisit des déchirures considérables. Malgré tous les remèdes internes & externes (mal appliqués il est vrai) les parois du vagin se réunirent ensemble depuis l'extérieur des lèvres jusqu'au col de la matrice; ensorte que le passage étant entièrement fermé à l'urine, la Malade rendit celle-ci par le vomissement pendant deux ou trois ans.

On peut voir, si l'on souhaite, un plus grand nombre de ces exemples surprenans dans *Marcel Donat* (*b*).

(a) *Epist. Medicin sect.* 19.
(b) *Hist. Med. mirab.*

CHAPITRE IX.

De quelques autres Accidens qui affectent indifféremment les parties du corps, à l'occasion de causes externes ; comme sont les Echymoses, ou les Contusions, les Plaies & les Ulcéres de la Peau.

JE m'étois une fois proposé de finir ce Traité par le Chapitre précédent; mais considérant ensuite que la peau étoit exposée à quelques autres accidens externes, tels que les contusions, les plaies, les ulcéres, la brûlure, les morsûres des bêtes vénimeuses, &c. j'ai cru qu'il convenoit d'ajoûter encore trois ou quatre chapitres, qui comprendront ce que j'ai à dire sur ces matiéres.

Quant aux Echymoses, il faut remarquer que les Anciens font mention de trois principales voies dont le sang peut être extravasé ; je veux dire, l'Anastomose, la Diapédese & le Rhixis. Dans la premiére ils croyoient que ce fluide sortoit de ses vaisseaux, lorsqu'ils n'étoient pas aussi étroitement unis, ou anastomosés ensemble, qu'ils devoient l'être. Dans la seconde, ils s'imaginoient qu'il transsudoit à travers les tuniques, à raison de leur finesse, ou de la subtilité du fluide. Enfin dans le Rhixis, qui est la seule voie réelle par où le sang s'extravase, cette liqueur sort de ses vaisseaux à l'occasion de leur rupture produite par des coups, des contusions, &c. Cette extravasation est nommée par les Grecs *Echymose*, par les Latins *Sugillatio*, *livor*, *sanguinis effusio*; & *stigmata*, ou *vibices*, si les taches sont petites. Si dans l'Echymose, on est appellé avant qu'il y ait eu beaucoup de sang extravasé, ou si celui-ci retient encore sa fluidité, de maniére qu'il puisse refluer aisément dans ses vaisseaux; ou que la chose soit ainsi ou non, les meilleurs Praticiens conviennent que pour prévenir une plus grande extravasation, il faut appliquer des topiques répercussifs sur l'Echymose & aux environs, dans la vûe de réprimer l'abord du sang par leur qualité astringente, de prévenir une plus grande fluxion, & de fermer les ouvertures des vaisseaux rompus: après quoi on peut résoudre ou dissiper par d'autres remédes ce qui reste dans la partie contuſe. Mais dans toutes les extravaſations conſidérables, on doit commencer par la ſaignée, tandis qu'on applique extérieurement des aſtringens, tels que le bol d'Arménie, la terre ſigillée, le ſang-dragon, les roſes rouges, les balauſtes, les noix de Galle, de cyprès, le blanc d'œuf, le vinaigre, l'oxycrat; &c. Par exemple, ſelon *Sennert*,

Prenez du bol d'Arménie & de la terre ſigillée, de chacun ℥iß. de la craïe ℥ß. Cuiſez ces matiéres dans du vinaigre pour une fomentation.

Et enſuite,

Prenez des poudres de roſes rouges, de racine de grande conſoude, & de la fine farine, de chacune ℥ß. dont vous ferez un cataplaſme avec ce qu'il faut d'huile de myrthe.

Ou,

Prenez des blancs d'œufs, ce qu'il en faut; battez-les avec l'eau-roſe, & les appliquez ſur la partie avec des étoupes.

Ou,

Prenez iv. blancs d'œufs, de l'huile-roſat, & de celle de myrthe, de chacune ℥j. du

bol d'Arménie & du sang-dragon ; de chacun ʒß. des noix de cyprès ʒij. & un peu de vinaigre ; mêlés.

Ou,

Prenez de l'huile-rosat ℥iß. des poudres de roses rouges, de myrthe & d'écorce de Grenade, de chacun ʒß. & un blanc d'œuf ; mêlez, & vous servez de ce topique pendant deux jours.

Mais si l'on n'est appellé que quelques jours après l'accident, il convient de mêler les discussifs avec les astringens, dans la vûe de fortifier par ceux-ci le *Ton* des parties, & de prévenir par-là une plus grande extravasation ; & de diviser par les premiers, les humeurs grumelées dans la partie, afin d'en procurer la dissipation par les pores de la peau. Ainsi

Prenez des sommités de petite centaurée & d'absinthe, des feüilles de roses rouges & de mauve, de chacune une poignée ; des fleurs de sureau, de camomille & de mélilot, de chacune demi-poignée ; des semences de cumin & de fœnugrec, écrasées, de chacune ℥ß. Faites cuire ces matieres dans ℔ij. de vin & autant d'eau.

Fomentez deux fois par jour la partie affectée avec la colature, & laissez ensuite quelque tems par-dessus des étoupes imbibées de la même liqueur.

Fab. Hildan (*a*) ayant été appellé le quatriéme jour pour voir un homme, qui par une chûte de cheval s'étoit fait une contusion considérable au *scrotum* & à la verge, trouva ces parties un peu enflées, & noires comme un charbon, sans cependant beaucoup de douleur, ni aucune dureté. Il fit d'abord une embrocation avec l'huile-rosat; il saigna le Malade, lui prescrivit une diéte tenue, & appliqua le cataplasme suivant:

Prenez des farines d'orge & de fêves, de chacune ℥ij. des roses rouges en poudre ℥j. faites-les cuire dans le vin rouge & un peu de vinaigre jusqu'à la forme de cataplasme, où vous ajoûterez un peu d'huile-rosat & un œuf.

Il purgea le lendemain doucement le Malade, continua le cataplasme pendant quatre ou cinq jours, & ordonna ensuite le sachet suivant en guise de fomentation.

Prenez de la racine de guimauve ℥j. de

(a) *Obs. Chir. cent.* 3. *obs.* 81.

l'absinthe commune, des roses, de l'origan, de l'aigremoine, des fleurs de sureau, de camomille & de mélilot, de chacun une poignée; des semences d'anis, de cumin & de fœnugrec, de chacune ℥j. Incisez & broyez ces matiéres, mettez-les dans un sachet que vous ferez boüillir dans parties égales de vin & d'eau, & en bassinez ensuite chaudement les parties affectées trois ou quatre fois par jour; après quoi vous les oindrez avec le liniment suivant:

Prenez des huiles d'anet, de camomille & de vers, de chacune ℥j. du sel réduit en poudre très-fine ʒij. mêlés.

Ces seuls secours, ajoûte ce grand Praticien, rétablirent les parties contuses dans leur premier état, malgré la noirceur dont elles étoient couvertes. L'on voit de-là que, quoique les parties paroissent noires dans les contusions, on ne doit pas toûjours craindre la gangréne, ni par conséquent en venir toûjours aux scarifications; puisqu'il est naturel dans ces cas, que la peau paroisse d'abord noire ou bleuâtre, & ensuite jaune: couleur qu'elle conserve long-tems, & qu'elle ne perd que par dégrés & insensiblement. Si cette noirceur eſt ſans dureté, ſans douleur & ſans tuméfaction conſidérables, & qu'il reſte encore une douce chaleur dans les parties affectées, elle eſt beaucoup moins dangereuſe que ſi ces derniéres étoient dures, enflammées & fort douloureuſes : cependant comme il arrive quelquefois que la violence du coup ou de la chûte étouffe la chaleur dans la partie léſée, & que les topiques froids & répercuſſifs ſont alors nuiſibles, on eſt obligé dans ce cas de faire des ſcarifications plus ou moins profondes, ſelon le beſoin. On applique enſuite des remédes ſpiritueux ſur l'endroit ſcarifié dont on entretient la chaleur avec des flanelles imbibées de quelque décoction lixivieuſe, de la maniére que nous l'avons dit, en parlant de la mortification du prépuce dans le Chapitre VI. & de celle des lévres de la vulve dans le précédent.

Si la quantité du ſang extravaſé eſt conſidérable, & qu'il ſoit impoſſible de le ramener dans les voies de la circulation, ou de le réſoudre par les méthodes déja propoſées; il ne faut abſolument pas attendre la ſuppuration; mais après s'être bien convaincu que ce fluide n'eſt point fourni par quelque artére, on doit ouvrir la tumeur, emporter le ſang grumelé, & enſuite traiter la plaie ſelon la voie ordinaire.

Mais cette ouverture ne doit point ſe faire imprudemment, ni trop à la hâte; puiſque ſi l'on eſt appellé à tems, on peut réſoudre des extravaſations preſque auſſi grandes que des œufs de pigeon; comme je l'ai vû, ſur-tout chez pluſieurs enfans qui avoient de pareilles tumeurs à la tête, occaſionnées par la difficulté de l'accouchement, ou par la mauvaiſe manœuvre de la Sage-femme.

Je ne puis m'empêcher de déplorer ici la pratique regnante, tant parmi le peuple que parmi ceux qui ſe croyant *Adeptes* dans la Philoſophie & dans la Médecine, banniſſent la ſaignée, les aſtringens & les répercuſſifs, de toutes les contuſions récentes avec extravaſation de ſang; pour ne fonder la cure que ſur leur eſprit de vin ſimple ou camphré. Après cette pernicieuſe coûtume, doit-il paroître ſurprenant que nous obſervions tant d'inflammations fâcheuſes, tant d'ulcérations, & quelquefois des abſcès conſidérables, occaſionnés par une légére contuſion qu'on auroit pû vraiſemblablement diſſiper dans deux ou trois jours par la saignée & quelque répercussif convenable. Mais, ces Messieurs, la tête remplie de leur acide & de leur alkali, veulent nous persuader que le sang reçoit dans les contusions la même altération qu'il feroit par le mélange de quelque acide, & que par conséquent leur esprit de vin comme le plus excellent alkali, est le seul reméde propre à dissoudre le sang coagulé, & à en conserver la fluidité. Cependant, contraires à eux-mêmes, ils veulent d'autres fois que l'esprit de vin mêlé avec le sang, le coagule bientôt, & le rende comme friable : ce qui est effectivement démontré par la troisiéme Expérience du sçavant *Baglivi*, insérée dans sa Pratique de Médecine. Mais soit qu'il produise l'effet d'un acide, ou celui d'un alkali injecté dans les veines, ou pris par la bouche; il est certain qu'appliqué sur les parties nouvellement meurtries, il les enflamme, en augmente la fluxion, & les excorie fréquemment; si du moins il ne les abcéde : Vérité qui sera, j'ose dire, attestée par les trois quarts de ceux qui exercent la Chirurgie avec le plus de réputation.

Je ne puis m'empêcher de faire remarquer, à l'occasion de l'esprit de vin, qu'il est heureux pour les hommes, que la pratique de la Chirurgie ne tombe pas souvent entre les mains des Chymistes dont l'ignorance dans cette profession, m'a fourni autant d'ouvrage que celle du plus inexpérimenté prétendant à cet Art. Je respecte cependant ces Messieurs dans leur Laboratoire; & je ferai toûjours le plus grand cas de plusieurs de leurs admirables remédes. Mais pour donner un exemple de leur pratique en Chirurgie, j'ai choisi le suivant parmi bien d'autres que j'en pourrois produire.

Une personne de ma connoissance, grand amateur de la Chymie, & intime avec une personne de cette profession, étoit si ardent zélateur de l'esprit de vin, non comme menstrue, en quoi tout le monde lui auroit souscrit; mais comme un topique universel, que je lui ai entendu dire, que si l'on en connoissoit bien le prix, on auroit peu besoin de la Chirurgie. Je lui repliquai que, quoique je pusse me flatter de connoître mieux que lui l'effet de ce remède, je ne voudrois pas m'en servir s'il ne s'agissoit que de la contusion de mon petit doigt.

Il arriva peu de tems après que cette personne, un peu dans le vin, se meurtrit les deux jambes en sortant d'un bateau. De retour chez lui il m'envoya chercher, tandis qu'il dépêcha un autre Exprès à son ami le Chymiste, qui arriva un moment avant moi. Je fus un peu surpris d'être appellé en consultation avec une personne qui n'étoit point de la profession : mais notre Malade prenant le ton goguenard; je vous ai fait venir, me dit-il, pour vous convaincre de la grande efficacité de l'esprit de vin, dans la cure des contusions avec extravasation de sang; je vous prie seulement, ajoûta-t-il, d'employer tout votre Art au traitement d'une de mes jambes, tandis que mon ami traitera l'autre avec son esprit de vin. Résolu de pousser la pointe, je demandai à voir les jambes que je trouvai fort tuméfiées & fort meurtries, avec une légére écorchûre tout le long de la crête du *tibia* de la droite. Persuadé que l'intention du Malade ne renfermoit aucun affront, & que je ne trouverois jamais une occasion plus favorable pour l'Expérience projetée. Je laissai au Chymiste le choix de la jambe qu'il voulut : il fut assez prudent pour ne pas prendre celle où il y avoit écorchûre, bien persuadé que son esprit de vin appliqué sur les parties excoriées, augmenteroit la douleur & l'inflammation. Je voulus saigner le Malade, mais celui-ci le refusa absolument, voulant, disoit-il, que l'esprit de vin eût toute la gloire de la cure, & me convaincre en même tems que son ami sçavoit guérir sans tirer du sang. Le Chymiste ne fit donc que bien bassiner la jambe gauche avec son esprit de vin tout chaud, & y appliquer un linge par-dessus, trempé dans la même liqueur ; tandis que je me contentai de mettre sur la partie excoriée de l'autre jambe, un peu de mon cérat de pierre calaminaire, étendu sur un morceau de linge, & d'entourer tout le membre depuis le genou jusqu'à la chéville, avec une emplâtre faite avec le bol, le vinaigre, l'huile-rosat & le diapalme. J'y fis une ouverture vis-à-vis de l'écorchûre, afin de la panser par-là lorsqu'il seroit nécessaire : je recommandai au Malade de se tenir dans le lit, ou sur un canapé avec ses jambes élevées, & de s'abstenir de viande & de vin pendant quelques jours, ce qui lui fut aussi conseillé par le Chymiste.

Le lendemain nous étant rendus chez

le Malade à l'heure marquée, nous trouvâmes qu'il avoit passé une nuit fort inquiéte, sans pourtant vouloir avoüer encore de quelle jambe venoit la plus grande douleur. Après m'être assûré que mon bandage n'étoit ni trop lâche, ni trop serré, je dis au Malade que j'avois fait mon office pour ce jour-là; mais le Chymiste ayant levé son appareil, je découvris aisément le train qu'alloit prendre le mal: ce qui néanmoins auroit pû être encore vraisemblablement prévenu par l'embrocation de la partie avec l'onguent de sureau, & l'application d'un cataplasme anodin fait avec les roses rouges, les fleurs de sureau, le pain & le lait. Mais l'entêtement du Malade fit que je ne fus pas fâché de le voir désabusé par un abscès considérable que la méthode du Chymiste alloit probablement attirer. Il commença d'avoüer cependant qu'il sentoit de la douleur à la jambe gauche, qui paroissoit fort aigrie & fort enflammée. Je leur fis sentir que je ne pouvois me flatter de faire autant de progrès dans la cure de la droite que je l'aurois fait, si elles avoient été traitées l'une & l'autre selon ma méthode, puisqu'il étoit naturel que le mal se communiquât par sympathie, & que la douleur d'un des membres entretînt la fluxion de l'autre : quoique je ne craignois point pour la jambe commise à mes soins, l'accident que je voyois menacer l'autre. Leur réponse fut qu'il étoit ordinaire que l'esprit de vin causât d'abord un peu de douleur & d'inflammation, à raison de la subtilité & de la pénétration de ses particules alkalines, dissolvant les acides du sang grumelé ; mais que ces symptômes s'évanouïssoient dès que ce dernier rendu fluide de nouveau par ce reméde, avoit repris les voies de la circulation. Je répartis au Chymiste que je faisois peu de cas des hypothèses où l'explication des faits ne répondoit pas à l'expérience : sur quoi il repliqua avec quelque chaleur, que si j'appréhendois que la partie affectée s'abscédât par son esprit de vin, il craignoit encore plus que mes applications froides n'attirassent la mortification. Je lui répondis que mes topiques appliqués mal-à-propos pourroient à la vérité la rendre risqueuse, comme le sien employé dans le cas convenable pourroit devenir utile ; qu'il s'agissoit à présent de sçavoir laquelle des deux applications étoit juste , ce que l'événement décideroit bientôt.

Après qu'il eût bassiné la jambe avec son esprit de vin, comme il avoit coûtume de le faire deux fois par jour, & qu'il eût lié sur la partie une compresse trempée dans la même liqueur, je m'apperçus par les grimaces que le Malade faisoit de tems en tems, qu'il étoit tourmenté par une cuisson violente. Mais regardant ceci comme un bon signe, & sentant à peine aucune douleur à la jambe commise à mes soins, il commença, prévenu par le Chymiste, à craindre la mortification de cette derniére. Je l'assûrai qu'il n'y avoit aucun danger, & qu'il en seroit couvaincu le lendemain par la vûe de la partie. Ayant donc levé l'appareil à l'heure marquée ; il ne parut presque aucune enflûre à la jambe, mais seulement une noirceur jaunâtre ; reste ordinaire de l'Echymose ; je trouvai en levant l'emplâtre de dessus l'écorchûre, que celle-ci, qui n'avoit fourni qu'une légére décharge, étoit aussi presque consolidée ; ensorte que la jambe fort pliable, sans douleur & sans inflammation, étoit comme guérie. J'y fis cependant une embrocation avec l'onguent de sureau ; je mis un peu de mon cérat sur l'endroit de l'excoriation, & enveloppai le membre comme dans le premier panſement. J'examinai enſuite l'autre jambe que je trouvai avancer vers le phlegmon ; je ſortis cependant ſans faire ſemblant de rien, & dans le deſſein de ne revenir que deux jours après ; mais le Malade m'envoya chercher le lendemain, à l'abſence du Chymiſte, pour me prier de modérer, s'il étoit poſſible, la violence de la douleur, qui ne lui laiſſoit prendre aucun repos, ni nuit, ni jour. Perſuadé que l'abſcès ſeroit formé le jour ſuivant, & qu'il n'y avoit d'ailleurs rien à craindre pour la vie du Malade, je ne voulus point toucher à la jambe qu'en préſence de mon nouveau Confrere, pour voir ſi je pourrois le faire revenir de ſon pernicieux entêtement.

Nous étant donc trouvés le lendemain chez le Malade, à l'heure ordinaire, je découvris un grand abſcès ſur la partie interne du *tibia*, avec une inflammation conſidérable qui s'étendoit juſqu'aux orteils. Je demandai alors au Chymiſte ce qu'il en penſoit ; il répondit qu'il croyoit que le ſang n'étoit pas encore réſoût. Je dis au Malade en riant, s'il étoit d'avis d'attendre cette réſolution; l'aſſûrant en même tems que l'abſcès étoit formé, & qu'il ſeroit dangereux d'en différer plus long-tems l'ouverture. Sur quoi le Chymiste, devenu un peu plus modeste, répartit que s'il voyoit du pus, il avoüeroit qu'il ne convenoit plus de penser à la résolution; mais qu'il ne perdroit pas pour cela la bonne opinion qu'il avoit pour l'esprit de vin, qu'il sçavoit avoir été très-souvent utile à plusieurs en pareils cas. Je répondis que je souhaiterois qu'il me fût aussi aisé de le désabuser de son entêtement pour ce topique dans les cas en question, qu'il me l'étoit de le convaincre de l'existence du pus. En effet, ayant appliqué un caustique de pierre infernale sur la tumeur, celle-ci fournit bientôt après environ demi-chopine de matiére purulente. Je pansai l'ulcére avec les lénitifs, & fis une embrocation sur tout le membre avec l'onguent de sureau. J'oignis aussi l'autre jambe avec ce dernier reméde, quoiqu'il en fût peu besoin, n'y restant qu'une tache jaunâtre qui se dissipa bientôt après.

Le Malade devint tranquille, & ne sentit que peu de douleur après l'ouverture de l'abscès: mais la matiére ayant fusé en-bas, je fus forcé, après avoir essayé en vain de réünir les sinus par la compreſſion, de les ouvrir, & d'employer cinq ou ſix ſemaines à guérir ce qui auroit pû l'être en autant de jours, ſans doulcur & ſans accidens.

Dans les grandes contuſions où les parties internes même ſont affectées, on ordonne, outre les topiques, d'autres remédes intérieurement, tant pour réſoudre le ſang grumelé, que pour réünir & fortifier les parties diviſées.

Ces remédes ſont, parmi les ſimples, l'antimoine diaphorétique, la rhubarbe, le rapontic, la terre ſigillée, le blanc de baleine, les yeux d'écreviſſes, le corail, la mumie, la corne de cerf, la garance, l'ardoiſe d'Irlande, &c. donnés dans les eaux de chardon-béni, de millepertuis, de fumeterre, de ſcabieuſe, & édulcorés avec les ſirops d'oſeille ſimple, de citron, &c. Ou,

Prenez de la rhubarbe en poudre, du bol d'Arménie, & de la mumie, de chacun ʒj. mêlés pour une poudre, dont le Malade prendra ʒj. dans l'eau de cerfeüil, ou de bourſe à paſteur.

Prenez de la terre ſigillée & des yeux d'écreviſſes, de chacun ℈j. du blanc de baleine, du ſang de bouquetin, de la rhubarbe choiſie, de la racine de dompte-venin,

venin, & de la semence de chardon-béni, de chacun ℈ß. mêlés pour une poudre.

Prenez de l'infusion de lavande ℥j. des eaux de cerfeüil, de millepertuis & de fraises, de chacune ℥iß. du vinaigre de vin ℥ß. du sirop de limon ʒiij. mêlés pour une potion.

Prenez de la terre sigillée, des racines de garance, & de grande consoude, de la mumie & de la rhubarbe, de chacun ℈j. mêlés pour une poudre.

Prenez de la conserve de roses rouges & du baume de Leucatel, *de chacun ʒß. du baume du Pérou iij. gouttes, mêlés.*

Prenez du vin de Canarie ℥iv. de l'huile de térébenthine x. gouttes, de la terre sigillée, & du sang-dragon en poudre, de chacun ℈j. du sucre ʒj. mêlés pour une potion.

Prenez du vin de Canarie & de l'huile de lin, de chacun ℥iij. de l'huile de térébenthine x. gouttes; du blanc de baleine & des yeux d'écrevisses, de chacun ʒß. du sucre ʒij. mêlés pour une potion.

Prenez de l'ardoise d'Irlande & de la mumie, de chacun xv. grains; du sel de succin, & de corne de cerf, de cha-

cun iij. grains ; mêlés pour une poudre.

Prenez de la racine de bardane ℥iij. de celle de garance ʒvj. du dictame de crête, du millepertuis, de la ſanicle & de la bugle, de chacun une poignée. Faites cuire ces matiéres dans ℔ij. d'eau ; ajoûtez-y ſur la fin de la cuite ℔j. de vin blanc ; diſſolvez dans la colature ʒij. de thériaque de Veniſe, ℥iij. de miel, & ℥j. d'oxymel ſimple ; mêlés pour un apozême dont on donnera ℥vj. au Malade deux fois par jour.

Les ſix derniéres formules ſont priſes de la Pharmacopée de *Fuller*. La décoction Traumatique de *Bates* eſt de la même nature.

Les agglutinatifs dont on ſe ſert communément dans les mêmes cas, ſont les racines de grande conſoude, de tormentille, de quintefeüille, de biſtorte & d'ariſtoloche ; les feüilles de millepertuis, de cynogloſſe, de renoüée, de piloſelle, de ſcabieuſe, de bugle, de ſanicle, de garance, de valériane, de verveine, de véronique & ſemblables.

On preſcrit auſſi le baume de ſoufre aniſé & térébenthiné, donné dans quelque décoction balſamique, pectorale ou traumatique.

Nous dirons peu de chose des plaies de la peau, puisque si elles ne pénétrent pas au-delà de ce tégument, elles ont rarement besoin de la Chirurgie. Si elles sont semblables à une piquûre, comme dans le cas de la saignée, elles se ferment d'elles-mêmes, avec le seul soin de les ténir défendues contre l'air & les injures extérieures : S'il leur arrive d'être plus grandes, on en doit retenir ensemble les lévres divisées par le bandage ou par la suture, & en aider la réünion par un peu de baume de térébenthine. Mais si ne se réünissant point par ces secours, elles viennent à suppurer, à raison de quelque vice dans le sang, ou s'il y a quelque déperdition de substance dans la peau, il faut les traiter alors comme les excoriations, ou les ulcéres simples.

Je ne crois pas devoir dire autre chose sur ces derniers, que ce qui se présentera dans le Chapitre des Brûlures dont nous allons traiter.

CHAPITRE X.

Des Brûlures de la Peau.

LA chaleur, qui en tant qu'elle appartient au ſentiment du *Tact*, eſt l'avant-coureur de la Brûlure, s'apperçoit, dit le ſçavant *Willis*, lorſqu'il ſe fait ſur la peau ou autres parties ſenſibles, une certaine impreſſion, à l'occaſion de l'approche des particules ignées. Si celles-ci ſont retenues à une diſtance convenable, elles ne font que chatoüiller les fibres, & occaſionner ce que nous appellons une douce & agréable chaleur : mais ces mêmes parties ignées venant comme autant de petits dards, à percer la peau, à diſtendre & à rompre les fibres, elles cauſent une douleur vive, accompagnée de la brûlure qui ſera plus ou moins grande ſelon le degré de la chaleur mentionnée. D'où nous diviſerons avec les meilleurs Auteurs, les Brûlures. 1°. En ſuperficielles, où la peau n'eſt que très-légérement brûlée, & où l'épiderme s'éléve en veſſies ſi cet accident n'eſt prévenu à tems.

2°. En celles qui altérant davantage

le tissu de la peau, y produisent une légére escarre.

3°. En celles qui pénétrant encore plus profondément, réduisent non-seulement la peau, mais même la chair & les autres parties voisines en une espéce de charbon ou de croûte. Ces trois sortes de Brûlures ont quelque rapport avec les effets de certains topiques employés en Chirurgie : Par exemple, le vésicatoire ordinaire approche de la premiére espéce de Brûlure ; le caustique doux, de la seconde ; & l'escarotique le plus fort, de la troisiéme.

Or comme les différens effets des caustiques dépendent de la différence de leur force : de même ces trois degrés de Brûlures viennent des différens degrés du feu ou de la flamme, appliqués aux parties ; ou bien de la durée de cette application. Ainsi la flamme des étoupes, de la paille, &c. ne brûle que légérement : l'eau boüillante moins violemment que l'huile, la graisse, la poix fondue, la cire & semblables, & ces derniers encore moins que le plomb, l'étain, le fer, le cuivre, ou autres métaux fondus, ou rougis au feu.

Le diagnostic est manifeste. Le prognostic doit se prendre de la grandeur ou de la profondeur de la Brûlure, ou de la nature, de la ſenſibilité, & de l'excellence des parties brûlées.

Les indications curatives qui ſe préſentent d'abord, ſont 1°. d'éteindre ou d'étouffer, pour ainſi dire, les particules ignées dans la peau ou dans la chair. On conſeille pour cette fin, parmi les médicamens froids liquides, les ſucs & les eaux de joubarbe, de morelle, de pourpier, de laitue, de juſquiame : parmi les topiques froids en forme ſéche, on place le bol d'Arménie, la terre ſigillée, la céruſe, l'argille de fourneau, & quelques autres remédes emplaſtiques, qui bouchant les pores, comme dit *Hildan* (a), & retenant par-là la chaleur en-dedans, elle y eſt éteinte, comme il arrive lorſqu'on enferme exactement le feu dans quelque endroit : ou 2°. on peut par le moyen des réſolutifs, des relâchans & des échauffans, ouvrir les pores reſſerrés par les particules ignées; dans la vûe de faciliter l'iſſue à ces dernières : & alors on peut dire que ces remédes rafraîchiſſent & éteignent la chaleur, du moins par accident : ou, ſelon la comparaiſon du même Auteur, elle eſt éteinte dans ce

(a) *De Combuſt. cap. 5.*

cas comme l'on éteint le feu, en dispersant les charbons ardens çà & là ; & c'est encore ici *guérir les contraires par leurs contraires*.

Mais si l'on fait attention 1°. qu'*Hippocrate* dit dans son *Aphor. XX. Sect. V.* que le froid irrite les ulcéres, qu'il resserre la peau, qu'il cause une douleur insupportable, qu'il produit des noirceurs, des frissons fébriles, & des convulsions. 2°. Si l'on considére la grande douleur causée quelquefois par l'air, lors du pansement, dans les parties tendres & écorchées. Enfin, si l'on remarque que ces applications froides, improprement employées, ont souvent détruit la chaleur de la partie : on sera peu en doute à laquelle de ces deux méthodes on doit donner la préférence. Si cependant quelqu'un vouloit encore hazarder ces froids topiques, qu'il les applique chauds, & qu'il ne les continue pas au-delà d'un couple de jours, crainte d'attirer de plus mauvais symptômes.

De l'autre côté, si la Brûlure est superficielle & sans vessies, plusieurs sçavans Auteurs, & entr'autres, *Sydenham*, recommandent l'application de l'esprit de vin : ou, ce qui est encore meilleur selon d'autres, le vernis des Peintres.

Certains tiennent les parties brûlées contre le feu, d'autres les plongent dans l'eau chaude, ou les lavent avec cette derniére, dans la croyance que la chaleur externe attire par une espéce de sympathie celle qui a été introduite dans la peau, selon ce que dit *Fernel* (*a*), que le *feu est son propre alexitere.* On justifie cette pratique par celle où l'on est de plonger les parties gelées dans l'eau froide, ou de les frotter avec de la neige, plutôt que de les présenter d'abord devant le feu, ou de les bassiner avec des fomentations chaudes. Mais sans nous arrêter davantage à ces remédes douteux, & même dangereux, nous allons en détailler d'autres éprouvés par la pratique constante des bons Auteurs, & confirmés par la nôtre. *Hildan*, & quelques autres des meilleurs Praticiens conseillent les suivans.

1°. Pour la Brûlure superficielle, ou celle de la premiére espéce.

Prenez des oignons cruds ℥j. du sel & du savon blanc de Venise, de chacun ℥j. Agitez ces matiéres dans un mortier, & les réduisez en onguent, avec ce qu'il faut des huiles-rosat & d'amandes douces.

(b) *Lib. 6. cap. 20.*

Le même Auteur (*a*) dit avoir gueri, au moyen du topique ci-dessous, la main de sa femme, brûlée par un sirop boüillant.

Prenez du savon liquide ℥ij. des oignons cruds ℥ß. du sel ℥iij. de l'huile d'œufs ℥ij. de l'huile-rosat, & de celle d'amandes douces, de chacune ʒvj. du mucilage de semence de coings ℥ß. mêlés pour un onguent.

Ce remède & le précédent se trouvent presque mot à mot dans *Sennert.*

Remarquez que s'il y a déja des vessies, le sel ni les oignons ne conviennent nullement, non plus que dans les Brûlures du visage : auquel cas on peut substituer aux topiques précédens celui qui suit :

Prenez du savon de Venise ℥j. de l'huile-rosat & de celle d'amandes douces, de chacune ℥ß. mêlées pour un onguent, auquel vous ajoûterez un peu de mucilage de semence de coings, extrait avec l'eau-rose.

On doit prendre garde dans l'usage des topiques appliqués au visage, que venant à fuser ils ne coulent point dans les yeux.

(a) *Hildan. de Combust. cap. 6.*

Sennert joint aux topiques précédens ceux qui ſuivent :

Prenez de l'écorce verte de ſureau, ce que vous en voudrez ; pilez-la, & la faites cuire avec ce qu'il faut de beurre frais. Coulez enſuite pour l'uſage.

Prenez de la chaux vive lavée pluſieurs fois avec l'eau-roſe, ce qu'il vous plaira ; faites-en un liniment avec ce qu'il faut d'huile-roſat.

Prenez de l'huile de lin & de celle d'olives, de chacune ℥iß. du ſel ʒß. & deux blancs d'œufs ; mêlés.

Prenez du beurre frais, du ſavon de Veniſe & du vernis, de chacun parties égales ; mêlés.

Prenez de l'huile-roſat & du camphre, de chacun ʒiß. & deux blancs d'œufs ; mêlés.

Prenez du jus d'oignons ℥iß. de l'huile-roſat, du beurre frais & de la graiſſe de porc, de chacun ℥ß. de la chaux lavée avec l'eau-roſe ʒij. du mucilage de ſemence de coings, extrait avec l'eau-roſe ℥ß. & un peu de térébenthine, mêlés pour un liniment.

Prenez de l'écorce moyenne de sureau verte ℥iß. du suc des premiers bourgeons de sureau ℥j. de l'huile-rosat & de celle de lin, de chacune ʒvj. du vernis, de l'encens en poudre, & de la graisse de porc, de chacun ℥j. de la cire ℥iß. Faites cuire ces matiéres pendant quelque tems; & lorsqu'elles seront refroidies, ramassez la graisse, & vous en servez en guise d'onguent.

L'onguent suivant recommandé par le même Auteur, pour toute sorte de Brûlures est plus aisé à préparer.

Prenez de l'huile d'olives, une partie; des blancs d'œufs, deux parties; agitez, & mêlez ces matiéres exactement ensemble pour en former un onguent blanc, dont on oindra plusieurs fois par jour, avec une plume, les parties brûlées, jusqu'à ce que la croûte tombe d'elle-même.

Le topique suivant prescrit & regardé par *Ferrarius* (*a*) comme un grand sécret, sur-tout pour les Brûlures du visage, approche assez du précédent. Il en est parlé aussi dans *Sennert* & dans l'*Hercules Medicus*.

(*a*) *De Art. Med. lib. 4. cap. 25.*

Prenez deux blancs d'œufs ; deux onces d'huile-rosat, & une once d'eau-rose ; mêlez-les, & les agitez bien.

L'Auteur fait une espéce de masque de taffetas qu'il trempe dans cette mixture, & l'applique sur le visage. Il humecte ensuite la surface externe du taffetas deux ou trois fois par jour, avec la barbe d'une plume trempée dans le même reméde.

Le quatriéme jour il substitue les jaunes d'œufs aux blancs, & continue de se servir ainsi du topique de la même maniére, jusqu'à la génération d'une nouvelle peau. A mesure que celle-ci se régénére, il emporte peu à peu le masque, au-dessous duquel il assûre qu'il ne reste aucune apparence de cicatrice par cette méthode.

Wecker cité par M. *Banister*, préfére les deux topiques suivans à tous les autres.

Prenez des feüilles de mauve, de violettes, de fraisier, de bugle avec sa racine, de quintcfeüllle, de plantain, de sureau, de joubarbe, de lierre terrestre, & de morelle, de chacune une poignée ; broyez-les, & les faites infuser avec de la graisse de porc ℔ iv. de l'huile & du miel, de chacun ℔ ß, de la résine en poudre ℔j. *Mêlez & conservez ce remède dans un vaisseau fermé.*

Prenez de l'huile-rosat ℥iv. *de l'huile d'œufs & du nitre en poudre, de chacun* ℥j. *de la cire blanche* ʒiv. *de l'écorce moyenne de sureau, demi-poignée. Mêlez ces matiéres sur un feu doux. Cet onguent est excellent pour les Brûlures.*

Le remède ordinaire dont *Paré* (a) dit qu'on se sert à l'Hôtel-Dieu de *Paris*, est le suivant.

Prenez du lard coupé par morceaux, & fondu dans l'eau-rose ℔j. *passez la liqueur par un linge ; lavez quatre fois avec l'eau de jusquiame la colature figée, ajoûtez-y viij. jaunes d'œufs,* (iij. *selon* Sennert) *& incorporez le tout ensemble pour un onguent.*

Le même Auteur prescrit pour empêcher la formation des vessies, la fiente de cheval, fricassée dans l'huile de noix, ou les feuilles de sureau cuites dans cette derniére ; ou la chaux vive éteinte & lavée, qu'on mêle avec l'onguent-rosat : remède que M. *Wiseman* a inséré dans son *Appendix* aux plaïes d'armes à feu.

(a) Liv. xij. chap. 9.

Mon remède ordinaire pour les Brûlures ſuperficielles a été pendant longtems l'huile de lin agitée avec l'eau de chaux ; ou l'huile de ſureau battue avec les blancs d'œufs. S'il ſurvenoit des veſſies, je les emportois, & panſois enſuite les parties écorchées, ou avec le pompholyx, ou avec l'emplâtre de minium, diſſoûte avec l'onguent de ſureau. Mais depuis quelques années je préfére à tous les autres remédes, mon cérat de pierre calaminaire qui répond à preſque toutes les indications. Je me ſuis ſervi quelquefois pour les Brûlures du viſage, d'un maſque de fine toile, dont je chargeois la ſurface interne de cire vierge mêlée ou avec l'onguent de pommes, ou avec l'onguent blanc camphré.

20. Dans les Brûlures de la ſeconde eſpéce, *Hildan* coupe d'abord les veſſies pour empêcher que la ſéroſité âcre qu'elles renferment, n'écorche davantage les parties : il emporte en même tems l'épiderme, afin qu'il ne ſe ramaſſe plus de matiére au-deſſous, & il applique enſuite le défenſif ſuivant ſur les parties brûlées, dans la vûe de prévenir la fluxion qui ſuit ordinairement la douleur qui ſe fait ſentir dans ce cas,

Prenez du bol d'Arménie, du sang-dragon, des noix de Galle, du safran de Mars, & de l'acacia, le tout réduit en poudre, de chacun ℥ß. de l'huile-rosat ℥iij. de la cire nouvelle ℥ß. & un peu de vinaigre, mêlés selon l'Art. Ou selon Sennert,

Prenez du bol d'Arménie, du sang-dragon, des balaustes & des roses rouges, le tout réduit en poudre, de chacun ʒß. de l'huile-rosat ℥iij. de la cire ʒiß. mêlés.

Il applique sur les parties brûlées l'onguent suivant :

Prenez de l'onguent Basilicum *℥j. de l'huile-rosat & de celle de lys blanc, de chacune ℥ß. & deux jaunes d'œufs, mêlés.*

Ou,

Prenez du beurre frais & de la graisse de poule récente, de chacun ℥j. de la cire nouvelle & d'huile de lys blanc, de chacun ℥ß. faites fondre ces matiéres, & y ajoûtez ensuite du safran ℈j. du mucilage de semence de coings ℥j. mêlez le tout dans un mortier pour en former un onguent qui calme la douleur, ramollit la peau, & résoût les humeurs arrêtées dans la partie. On peut y ajoûter, si la douleur est violente, ℈ß. *d'*opium.

Ou,

Prenez du beurre frais ℥ij. *de l'huile d'amandes douces, & de celle de jaunes d'œufs, de chacune* ℥ß. *du safran & de l'opium, de chacun* ℈ß. *du camphre* ℈j. *du mucilage de semence de coings* ℥j. *mêlés pour un onguent.*

Lorsque sur la fin, la douleur est appaisée & les parties bien détergées, on peut y appliquer pour dessécher davantage, l'onguent blanc de *Rhasis*, celui de chaux, ou selon *Paré*, l'onguent blanc camphré, ou un *nutritum* qu'il prépare de la maniére suivante:

Prenez de la litarge d'or ℥iv. *de l'huile-rosat* ℥iij. *de l'huile de pavot* ℥iiß. *de l'onguent populeum* ℥iij. *du camphre* ʒj. *agitez le tout dans un mortier de plomb pour en former un onguent.*

La méthode curative employée par *Sennert*, différe peu de celle d'*Hildan*. Ils conviennent aussi l'un & l'autre qu'après le pansement il faut envelopper le membre avec un linge trempé dans de l'oxycrat chaud, & faire la ligature un peu aisée, en commençant de bas en haut.

Il s'agit ici, plus que dans aucun autre cas, de la derniére délicatesse de la main dans le pansement. Plusieurs proposent, pour éviter la douleur causée en essuyant les parties écorchées, de couvrir ces derniéres d'un taffetas fort fin qu'on laisse par-dessus, comme dans la méthode de *Ferrarius*; & à travers duquel les applications liquides & onctueuses nécessaires sont portées sur les endroits brûlés pendant tout le tems convenable. Mais j'ai observé que ce taffetas avoit quelquefois l'inconvénient de se coller & de tirailler les parties : que d'autrefois il déroboit la vûe des endroits qui demandoient la consolidation, & de ceux qui avoient besoin d'être rongés.

J'ai eu rarement besoin, depuis le commencement jusqu'à la fin de cette seconde espéce de Brûlures, que de mon onguent de pierre calaminaire qui calme, digére, incarne, & cicatrise admirablement bien : Mais si ces Brûlures arrivent aux jambes, tous les digestifs leur sont quelquefois contraires; il n'y a point alors, non plus que dans tous les cas où l'ulcératon n'est que cutanée, de meilleur reméde que le pompholyx.

Fabrice Hildan nous dit avoir toûjours craint les deſſicatifs, comme favoriſant les vilaines cicatrices qui ſont ordinairement la ſuite des accidens dont nous traitons. Pour prévenir ces difformités, il continue, autant qu'il eſt poſſible, les applications relâchantes & émollientes. Il preſcrit pour cette fin le topique ſuivant, propre dans tous les cas.

Prenez du beurre frais, & lavé dans l'eau-roſe ℥iij. de l'huile-violat, de celles d'œufs & d'amandes douces, de chacune ℥ß. de la farine d'orge ℥iß. du ſafran ℈j. du mucilage de ſemence de coings ℥j. de la cire, ce qu'il en faut, mêlés dans un mortier pour un onguent. Il eſt émollient, anodin, & cicatriſe peu à peu.

3°. Dans la troiſiéme & derniére eſpéce de Brûlures, où non-ſeulement les tégumens externes, mais les muſcles même ſont brûlés comme par les eſcarotiques les plus forts; il eſt à craindre que la mortification ne s'étende, ſi l'on ne procure promptement la chûte de l'eſcarre, pour mettre à couvert par-là les parties voiſines du progrès de la gangréne.

Dans ce cas on emporte d'abord les veſſies qui ſe trouvent aux environs, &

on essuye l'humeur qu'elles répandent : on sépare l'escarre le premier ou le second jour par l'incision, ou on y fait du moins plusieurs scarifications, afin que les remédes puissent pénétrer jusqu'au fond, & arrêter le progrès de la mortification.

Hildan conseille d'appliquer l'onguent suivant sur l'escarre, ou les parties brûlées.

Prenez du beurre frais lavé dans l'eau-rose ℥iij. du Basilicum *℥iß. des huiles de lys blanc & d'amandes douces, de chacune ℥ß. & un jaune d'œuf, mêlés.*

A mesure que les croûtes deviennent lâches & mouvantes, on observe de les couper, autant qu'on le peut faire sans causer de la douleur au Malade. On peut se servir à chaque pansement, de la fomentation suivante qui calme la douleur, adoucit, relâche la peau, & aide l'action du digestif,

Prenez de la racine de guimauve ℥ij. des semences de coings & de fœnugrec, de chacune une poignée; faites cuire ces matiéres dans l'eau, ou dans le lait de vache; si la douleur est violente, ajoûtez, si vous voulez, à la colature, un peu d'huile de lys

blanc, & en fomentez les parties avec une éponge trempée dedans.

Sennert a copié les principaux remédes du même Auteur.

Après la chûte des croûtes, il faut déterger l'ulcére avec l'onguent ægyptiac, dans les gens robustes, & avec le suivant, dans les personnes délicates.

Prenez du précipité en poudre, de la racine d'aristoloche ronde & de la farine d'orge, de chacun ℨj. formez un onguent de ces matiéres avec ce qu'il faut de miel-rosat, & un peu de térébenthine lavée. Si la Brûlure attaque la tête ou le visage, on peut ajoûter à ce reméde un peu de gomme Elemi, dissoute dans l'huile-rosat.

Après la mondification de l'ulcére, on se sert du sarcotique suivant; ou semblable.

Prenez de la poudre d'aloës, de la sarcocole & de la myrrhe, de chacun ℨij. du miel-rosat, ce qu'il en faut pour un onguent.

Il faut dans la consolidation de ces ulcéres, avoir grand soin d'éviter les ingrédiens trop desséchans, à cause des vilaines cicatrices qui en résulteroient. Servez-vous dans ce but, de l'onguent ſuivant, ſelon l'avis du même *Hildan.*

Prenez de l'emplâtre de diapalme ℥ij. des graiſſes de poule & de canard, de chacune ℥ß. faites fondre ces matiéres enſemble, & y mêlez enſuite de l'alun brûlé, du plomb calciné, de la litarge d'or, & de la pierre calaminaire, de chacun ʒj. formez-en un onguent dans un mortier, en y ajoûtant des mucilages de ſemences de coings & de fœnugrec, autant que les ingrédiens en pourront recevoir.

Ou faites uſage de celui-ci préparé avec l'albâtre.

Prenez de l'albâtre calciné ℥iß. de la pierre ponce calcinée ℥ß. de l'alun brûlé ʒij. réduiſez ces matiéres en une poudre très-ſubtile dont vous formerez un onguent avec de la cire blanche, du ſuif de cerf, des huiles d'amandes douces & de lys blanc, de chacun ℥j. de l'huile d'œufs ℥ß. Il ramollit, calme la douleur, & procure une belle cicatrice.

Mais quelque bien concertés que puiſſent être les remédes détaillés : cependant tout Praticien expérimenté trouvera des occaſions de les varier ſelon le dégré de ſenſibilité des parties, la variété des conſtitutions, & les différens accidens qui ſe préſentent. Il ſera même obligé d'employer des topiques qui humectent, digérent, détergent, incarnent, ou deſſéchent plus ou moins, ſelon les différentes parties attaquées de la Brûlure; ſur quoi on ne ſçauroit donner aucune régle exacte.

On doit obſerver avec ſoin, lorſque dans les Brûlures des extrémités, les doigts des mains & des pieds ſe trouvent brûlés, de les tenir ſéparés, & de leur donner à chacun leur bandage particulier; car ſi l'on permettoit qu'ils ſe touchaſſent alors, ils ſe réuniroient enſemble : il ſeroit auſſi fort dangereux, ſi les doigts reſtoient toûjours étendus ou fléchis, ou le poignet & le coude dans la même poſition, qu'ils ne fuſſent enſuite gênés dans leur mouvement. C'eſt pourquoi on doit avoir la précaution à chaque panſement, de mouvoir doucement ces parties pour en entretenir le jeu. Ou s'il arrive qu'une même ſituation ſoit toûjours néceſſaire, il faut faire tout ſon poſſible pour garder la plus convenable, & conſerver le mouvement le plus utile.

Hildan avoit accoûtumé pour prévenir la difformité du visage dans les Brûlures de cette partie, de tendre souvent la peau de chaque côté avec ses doigts : par-où les fibres contractées & ridées par le feu, cédant & revenant un peu à elles, les rides se trouvent un peu diminuées, sinon totalement effacées. Mais cette manoeuvre même sera impraticable si toutes les parties sont écorchées : hors de ce cas on peut tenter cette pratique, pourvû qu'on ait la précaution d'étendre graduellement & si doucement la peau, qu'on n'excite aucune douleur : d'où pourroit résulter une nouvelle fluxion.

Je passe ici sous silence les Brûlures des veines, des artéres, des tendons, des ligamens, des glandes, des aînes, des aisselles & des jointures ; renvoyant pour ces cas au sçavant Traité de l'incomparable *Hildan*, dont je ne puis trop recommander la lecture à tous ceux qui professent la Chirurgie.

Avant de quitter ce Chapitre, je crois qu'il est essentiel de dire quelque chose des Brûlures faites sur-tout au visage par la flamme de la poudre à canon.

Ambroise Paré dit dans son *Chapitre* 18. *Liv.* 12. Que les taches faites par les grains de cette poudre ne peuvent être quelquefois emportées ni par les vésicatoires, ni les scarifications, ni les ventouses, &c. Cependant si ces grains ne se trouvent qu'au-dessous de l'épiderme, ou peu engagés dans la peau, on peut les en tirer soit par un instrument convenable, soit en emportant la cuticule dont on aide ensuite la régénération. Voilà comme je me suis conduit depuis peu à l'égard de deux enfans, frere & sœur, qui badinant dans une chambre, où le pere avoit laissé ses pistolets chargés, par bonheur avec la seule poudre; le garçon reçut la charge d'un d'eux dans la main; & la fille dans le visage. Les yeux furent heureusement garantis, mais le front, les paupiéres, les jouës & le nez, sur-tout d'un côté, étoient terriblement défigurés. J'ôtai tout ce que je pus avec la pointe de mon déchaussoir, après quoi je raclai les parties avec le même instrument, d'aussi près qu'il étoit possible; je fis ensuite une embrocation sur tout le visage enflé, avec l'huile de lin, agitée avec celle de sureau, & j'étendis mon cérat par-dessus: ces secours joints à la saignée & à une diéte tenue & rafraîchissante, absolument nécessaire dans toutes sortes de

Brûlures,

Brûlures, diſſipérent l'enflûre dans peu de jours ; mais le viſage reſta noir par l'impoſſibilité qu'il y eut d'emporter les grains de poudre avec l'aiguille, le déchauſſoir, ou la lancette. Touché de l'état de cette jeune fille fort défigurée par cet accident, j'appliquai ſur différentes parties du viſage un doux véſicatoire de cantharides que j'y laiſſai juſqu'à ce que je vis la cuticule élevée en veſſies. J'emportai celles-ci, & je mis ſur les endroits écorchés l'emplâtre de mélilot ſimple ; le lendemain matin une grande partie de la poudre & la lame interne de l'épiderme vinrent avec l'emplâtre. Je panſai les parties écorchées comme auparavant : mais obſervant que cette emplâtre les échauffoit & les enflammoit, je répandis une très-légére couche de précipité rouge ſur les endroits encore noirs, & où la poudre étoit engagée plus profondément : je fis enſuite une embrocation tout autour avec l'onguent de ſureau, & couvris de mon cérat les parties écorchées, de même que celles où j'avois étendu le précipité. Cet appareil laiſſé près de deux jours ſur la partie, entraîna avec lui preſque toute la poudre reſtante ; en ſorte que je n'eus plus beſoin de répéter le précipité : je continuai journellement l'application de mon cérat, & j'essuyai les parties d'assez près avec un fin linge. Par cette méthode la poudre fut entiérement emportée, la rougeur dissipée deux mois après, & la jeune fille recouvra sa premiére beauté, à la grande joie de ses parens, par l'usage du Cosmétique ordinaire fait avec le blanc de baleine & l'huile d'amandes douces.

Hildan se servoit dans ce cas du vésicatoire suivant :

Prenez six cantharides en poudre, & demi-once de levain ; mêlez-les dans un mortier avec une ou deux gouttes de vinaigre pour en former une espéce d'onguent, dont on fera de petites emplâtres qu'on appliquera sur les endroits noirs, observant toûjours d'éviter les yeux.

Après qu'il avoit emporté les vessies, il pansoit les parties écorchées avec l'onguent suivant :

Prenez du beurre frais ℥j. de l'onguent basilicum (ou plutôt du baume d'Arcæus) des huiles de lys blanc & de jaunes d'œufs, de chacun ℨij. mêlés.

Pour modérer la douleur :

Prenez de l'huile-rosat, de celle d'aman-

des douces, & de la cire blanche, de chacun ℥j. mêlez-les par la fusion, & y ajoûtez ensuite ℈j. de camphre, & un peu de mucilage de semence de coings, mêlés pour un onguent.

Mais si les parties du visage étoient simplement brûlées par la flamme de la poudre, il se servoit de l'onguent déja décrit, fait avec le savon, l'huile-rosat & celle d'amandes douces. Si la même flamme brûle les yeux, on peut y distiller fréquemment du lait de femme, mêlé avec de l'eau-rose; ayant eu soin de faire infuser auparavant un peu de safran dans ce reméde. On applique ensuite sur l'oeil, des compresses très-fines imbues du collyre suivant, dont on les humecte à mesure qu'elles se séchent sur la partie affectée.

Prenez de l'eau-rose ℥iij. des semences de coings & de fœnugrec, de chacune ʒß. du safran entier ℈ß. Laissez ces matiéres en infusion pendant quatre heures, & les coulez ensuite en les exprimant.

On peut ajoûter à ce mucilage, lorsqu'on voudra s'en servir, un peu de lait de femme; & dans le cas de grande douleur, trois ou quatre grains d'*opium* dissous auparavant dans l'eau-rose : mais on doit être circonspect dans l'usage de ce calmant.

Le sang de pigeon récent, & distillé dans l'oeil, est regardé comme un grand anodin. Enfin on peut substituer aux compresses trempées dans le collyre ci-dessus, le cataplasme suivant, appliqué sur les paupiéres de la même maniére.

Prenez de la pulpe de pommes douces cuites sous les cendres ℥ij. de la farine de fœnugrec ʒij. de celle d'orge ℥j. Faites cuire ces matiéres dans le lait de vache jusqu'à consistance de cataplasme ; ajoûtez-y sur la fin ℈ß. de safran, un jaune d'œuf & un peu d'huile-rosat.

On termine la cure par le collyre suivant, prescrit pour fortifier la vûe affoiblie par la fluxion.

Prenez des eaux de fraise, de fenouil, & de roses, de chacune ℥j. de la tuthie préparée ʒj. du safran ℈j. mêlés.

Observez dans l'usage du lait de femme, de le changer tous les jours à cause de sa grande disposition à s'aigrir.

Une des plus fâcheuses suites de ces sortes d'accidens, sont les coûtures dures & inégales, laissées par les cicatrices des parties brûlées. Ce qui ne paroîtra point ſurprenant, ſi l'on fait attention que les fibres du réſeau de la peau, tordues, ridées ou contractées par la violence du feu, ne peuvent que laiſſer voir entre l'ouvrage du Chirurgien, & celui du Créateur, une auſſi grande différence que celle qui ſe trouve entre la tiſſure de la plus belle batiſte, & les coûtures faites par quelque mal-adroit aux déchirures de la même toile : car quelque habile que ſoit l'Artiſte, les cicatrices reſtent ſouvent inégales, éminentes ou enfoncées ; tandis qu'elles pincent dans quelques endroits, & ſont lâches dans d'autres. Elles ſont même ſi trompeuſes, qu'il arrive ſouvent qu'après avoir paru pendant quinze jours, ou un mois, auſſi douces & unies que la peau, elles deviennent rudes & preſque auſſi dures que la corne. C'eſt la raiſon pourquoi l'Auteur ſi ſouvent cité (*Hildan*) tâchoit de tenir la peau tendue & unie durant toute la cure; & qu'en garde contre les remédes trop deſſéchans, il préféroit ceux qui ſont humides, adouciſſans & relâchans; ſi du moins il étoit poſſible d'obtenir par-là la guériſon. Il inventa dans la même vûe differens bains & linimens lubrifians pour aſſouplir les cicatrices endurcies qu'il applaniſſoit enſuite autant qu'il étoit poſſible, en comprimant les endroits ſaillans avec une plaque de plomb frottée de mercure, & attachée ſur les parties. Mais voyez ſur cette matiére, & ſur bien d'autres inventions ingénieuſes, les Ouvrages de ce ſçavant Auteur.

Je finirai ce Chapitre par l'hiſtoire d'une Brûlure remarquable.

Une Demoiſelle âgée d'environ vingt ans, ayant eu le malheur de tomber dans le feu à l'occaſion d'une attaque d'épilepſie, elle eut le viſage, un côté de la tête, le col, une mammelle, un des bras, & la main miſérablement brûlés. Elle fut miſe ſur le lit dans ce pitoyable état. Quelques minutes après revenant un peu à elle, elle commença à ſe plaindre & à ſoupirer de la maniére la plus touchante, ignorant encore ce qui lui venoit d'arriver. Appellé pour voir la Malade, je paſſai légérement ſur les parties brûlées une plume trempée dans parties égales d'huile de lin tirée ſans feu, & d'huile de ſureau, j'appliquai enſuite ſur le viſage une eſpéce de maſque de toile extrêmement fine, & je couvris les autres parties de fins linges ; ordonnant d'humecter de tems en tems l'extérieur de ces enveloppes avec le même remède, & de n'appliquer sur les yeux qu'un collyre fait avec l'eau-rose & les trochisques blancs de *Rhasis*. Je saïgnai la Malade d'abord après le pansement, & lui prescrivis un julep anodin avec deux onces d'eau de pavot rouge, demi-once de sirop de diacode, & dix gouttes de laudanum liquide. Je la trouvai le lendemain matin fort inquiéte, le visage étoit extrêmement enflé, & les yeux commençoient à se fermer par la fluxion survenue aux paupiéres.. Il y avoit peu de vessies considérables ; mais il paroissoit plusieurs pustules qui fournirent une matiére assez abondante après leur ouverture. Toute la peau du visage, & même de toutes les parties brûlées, étoit dans un état à faire juger qu'elle seroit entiérement tombée en escarres, si la Malade avoit été laissée pendant deux jours dans cette déplorable situation. La Brûlure du bras & de la mammelle formoit une croûte aussi noire qu'un charbon.

Appellé ce jour-là à vingt milles de chez moi, je laissai la Malade sous les ſoins de M. *Petty*, à qui j'envoyai un pot de mon cérat de pierre calaminaire avec les autres remédes que je crus néceſſaires. De retour le lendemain au ſoir chez la Malade je trouvai le viſage prodigieuſement enflé, & les eſcarres paroiſſoient dans quelques endroits vouloir ſe ſéparer. Je ſcarifiai les croûtes du bras & de la mamelle, & les panſai avec mon cérat appliqué ſous différentes formes, ſelon que la nature des parties ſembloit l'exiger. Appellé à deux heures du matin à l'occaſion des douleurs violentes qui tourmentoient la Malade, je lui donnai trente gouttes de teinture anodine de *Sydenham*, dans deux ou trois cuillerées d'un julep perlé. J'y retournai à onze heures dans le deſſein de la panſer; mais l'ayant trouvée aſſoupie, avec un pouls fort, & la reſpiration libre, je renvoyai le panſement vers les deux heures de l'après-midi, pour ne la point priver du repos dont elle joüiſſoit alors. Ayant levé l'appareil, j'apperçus que pluſieurs des grandes eſcarres commençoient à devenir lâches, je les touchai légérement avec un mélange d'huile de millepertuis & de celle de lin; je panſai comme auparavant la mamelle & le bras avec le *basilicum ;* je versai un peu d'huile d'*hypericum* sur les endroits scarifiés, & j'appliquai mon cérat sur toutes les autres parties comme ci-devant.

Je pansai les parties où l'appareil étoit sujet à se rider, deux fois par jour, & les autres une fois seulement ; continuant ainsi jusqu'à ce que les croûtes tomberent, & que les endroits brûlés du visage, de la tête & du col parurent d'un rouge vif. Les escarres du bras & de la mamelle furent encore quelque tems à se séparer, quoique lâches sur les bords. J'étois obligé de donner matin & soir quinze gouttes de teinture anodine, qui émoussoient un peu la violence de la douleur ; quoique néanmoins la Malade fût, la moitié du jour, sur-tout quelques heures après le pansement, dans les plus cruels tourmens. Observant que le laudanum commençoit à opérer environ deux heures après qu'elle l'avoit pris, je le donnai de maniére que son effet pût avoir lieu vers le tems du pansement, ou bientôt après, dans la vûe d'obvier à la douleur augmentée par ce dernier, quoique fait avec le dernier ménagement. La nourriture consistoit dans les crêmes d'orge, les panades ou le boüillon de poulet ; la boiſſon étoit priſe du petit lait & des émulſions faites avec les quatre ſemences froides majeures, la ſemence de pavot blanc , les amandes douces & l'eau d'orge.

La principale attention ſe terminoit à préſent à conſumer les chairs baveuſes , & à en empêcher le progrès dans certains endroits , tandis que je travaillois à l'incarnation des autres. Il ne reſta après la chûte de l'eſcarre de la paupiére de l'œil droit, qu'une lame fort mince de la membrane interne ; ce qui me fit craindre que venant auſſi à ſe ſéparer, l'œil ne reſtât découvert. Elle s'incarna cependant ; mais il eſt reſté une eſpéce d'*albugo* ſur la moitié de la prunelle. Il y avoit ſur la partie ſupérieure du *zigoma* une eſcarre fort épaiſſe qui ayant laiſſé par ſa chûte une perte de ſubſtance conſidérable , je ne pus, malgré tous mes ſoins, procurer l'incarnation de la plaie, ſans que la paupiére inférieure ne reſtât tant ſoit peu tiraillée en-bas. La grande fluxion ſurvenue à l'œil me fit preſcrire différens collyres ; les uns avec le lait de femme & l'eau-roſe , les autres avec les mucilages des ſemences de pſyllium & de coings, extraits dans l'eau de plantain ;

& enfin quelques autres pour desſécher l'humeur, faits avec la tuthie bien lévigée, l'eau de fray de grenoüille, & quelques grains de ſel de ſaturne. Malgré tous ces ſecours il me fut impoſſible de prévenir un larmoyement qui, quoique très-léger ne peut qu'être apperçu ſur une partie, où le moindre déſordre cauſe de la difformité. Toute la ſurface du viſage, en deſcendant juſqu'au ſein, y comprenant même le ſommet de la tête, les oreilles, & fort avant derriére le col, ne préſentoit plus à préſent qu'un ulcére continu, dont la douleur étoit ſi inſupportable, que la vertu la plus ſtoïque y auroit ſuccombé.

La quantité de la matiére fournie par toute l'étendue de l'ulcération, étoit prodigieuſe; il y avoit même peu d'apparence d'en voir la fin, ainſi que de la douleur continuelle, avant la parfaite conſolidation des parties ulcérées. Pour ne rien omettre de ce qui pouvoit contribuer au rétabliſſement de la Malade, & en même tems pour mettre autant que je le pourrois, ma réputation à couvert des réflexions de certaines gens qui s'imaginent en voyant les ruines de la beauté occaſionnées par ces ſortes d'accidens, qu'on auroit pû les prévenir; dans ces vûes, dis-je, je fis appeller M. *Richard Blundell* fameux Chirurgien, qui approuva ce qui avoit été fait, & avertit les parens que si la Malade survivoit au mal, ils devoient s'attendre à lui voir le visage défiguré par des coûtures & des cicatrices difformes, qu'il étoit impossible de prévenir en pareils cas.

Les parties ulcérées étoient à présent si sensibles, que je ne pouvois plus les essuyer, quelque doucement que je m'y pris, sans causer la douleur la plus aigue; si je ne faisois même qu'appliquer par-dessus la plus fine charpie pour imbiber la matiére, lorsque je venois à l'ôter, la Malade jettoit les cris les plus lamentables.

Il arriva dans plusieurs des endroits où la Brûlure étoit la plus profonde, qu'après la chûte de la premiére escarre il en vint une seconde, un ou deux jours après; & après celle-ci une troisiéme dont je procurai toûjours la séparation par le digestif; mais je ne pansois plus les endroits secs, vermeils & bien dérergés, qu'avec des plumaceaux faits de la charpie la plus fine & la plus douce; & lorsque celle-ci ne suffisoit pas pour réprimer les chairs baveuses, aucun cathérétique ne me réussissoit mieux, & ne causoit moins de douleur que la chaux vive, dont j'étois obligé de répandre une légére quantité sur certains endroits, tous les deux ou trois jours. Je me servois toûjours de mon cérat dans les endroits nécessaires.

Quelques-unes des parties étoient, comme je l'ai déja dit, pansées à sec, d'autres avec le pompholyx; certaines avec l'onguent de tuthie, & d'autres autrement. Je tâchai d'applanir les endroits trop saillans, en les touchant légérement avec la pierre de vitriol, celle d'alun, ou de la charpie préparée en trempant des morceaux de vieux linge dans une dissolution vitriolique, séchés ensuite & effilés : mais je ne pus me servir d'aucun de ces cathérétiques, quelque légére qu'en fût l'application, sans attirer une douleur horrible qui duroit plusieurs heures. Ceci me détermina à préparer différens noüets de fine batiste, à demi-pleins des poudres subtiles de tuthie, de céruse & de pierre calaminaire, que je secouois légérement sur les parties qui me paroissoient le demander. Je préparai aussi de la charpie faite de morceaux de linge, trempés auparavant dans l'eau de chaux ; j'arrêtois par cette charpie & la chaux même, le progrès des chairs fongueuſes, rien autre choſe ne pouvant le faire, & les diſpoſois par-là à la cicatrice. Elle ſe formoit néanmoins ſi lentement ſur les bords, que j'aurois eu de la peine à en voir la fin, ſi elle n'avoit été favoriſée par le deſſéchement qui ſe faiſoit vers le milieu de pluſieurs des endroits imbibés, entre leſquels les eſpaces deſſéchés repréſentoient comme autant de petits iſthmes.

On s'apperçoit aiſément ici du grand ouvrage que cette brûlure dut me donner, pour en terminer la guériſon. J'avois à faire ſuppurer certains endroits, tandis que d'autres demandoient l'incarnation ; les uns le deſſéchement, les autres la deſtruction des chairs fongueuſes ; & le tout avec un ménagement ſans égal. Les doigts, les oreilles, les paupiéres, les narines, les lévres, &c. exigeoient auſſi un ſoin tout particulier, pour en conſerver, autant qu'il ſeroit poſſible, la forme naturelle, & les garantir du retirement, de la contraction, ou de l'adhérence. Les muſcles maſtoïdiens brûlés dans pluſieurs endroits, formant par leur cicatrice avec les muſcles du *larynx*, un enfoncement, je fis coucher la Malade auſſi-bas qu'elle pouvoit le faire, pour prévenir le tiraillement de la tête vers le *ſternum* : inconvénient que j'évitai effectivement, en retenant ainſi les muſcles diſtendus ; quoique cette ſituation fût un peu gênante & douloureuſe.

Je voulus abandonner la teinture anodine après la quinzaine ; mais la premiére nuit que la Malade paſſa ſans ce calmant, les douleurs furent ſi violentes, que ravi de pouvoir lui procurer quelque repos, quoiqu'avec quelque peu de riſque, je n'héſitai plus à lui donner encore pendant un mois xv. ou xvj. gouttes de la même teinture, toutes les vingt-quatre heures. Il étoit néanmoins quelquefois très-difficile de la garantir du délire. Le front, les côtés des tempes, & la partie ſupérieure externe des joues furent les derniers à ſe recouvrir de la peau. Un des côtés du bout du nez qui avoit été brûlé juſqu'au cartilage, reſta un peu plus plat & plus mince que l'autre. La peau du menton cruellement brûlée, parut ſe régénérer d'une maniére paſſablement unie ; mais étant reſtée légérement pincée, elle tire un peu en-bas, ſur-tout quand la Malade sourit, le coin de la lévre inférieure.

Lorsque les parties furent cicatrisées, je préparai un liniment avec les racines de guimauve, de lys blanc, de bryone, les vers de terre, les semences de lin & de fœnugrec, cuits dans l'huile de pieds de veau; & j'oignis fréquemment avec ce reméde les parties qui parurent les plus disposées à se froncer, ou à rester pincées par les coûtures. Je me servis pour rétablir la couleur de la peau, d'une préparation de bismuth, de pommade, de blanc de baleine & d'huile d'amandes douces.

La cure ainsi finie dans l'espace d'environ deux mois, sans la perte d'aucune partie, sembloit faire espérer que la Malade ne seroit pas si défigurée par les coûtures qu'elle le fut ensuite. Car un mois après la guérison, la peau du menton commença à se racornir un peu dans quelques endroits; comme le fit aussi la lévre supérieure, & la partie latérale externe de la jouë dont la cicatrice durcie & desséchée tirailloit un peu en-bas la paupiére inférieure; ce qui occasionna un léger larmoyement. Ces circonstances doivent rendre les jeunes Chirurgiens très-circonspects dans leur prognostic, & leur apprendre à n'être pas trop précipités dans les promesses qu'ils font à leurs Malades : puisque l'on vient de voir que la nouvelle peau, durcie & contractée par l'air, forme, après sa parfaite consolidation, des cicatrices calleuses & difformes : ou bien se collant trop étroitement aux muscles, elle en gêne le mouvement, ou en rompt l'équilibre par son tiraillement inégal ; ce qui produit ensuite des difformités, contre l'attente des jeunes Praticiens.

Après avoir essayé dans les Brûlures, & une infinité d'autres cas, les remédes les plus vantés, je n'en ai point trouvé qu'on puisse comparer à mon cérat de pierre calaminaire, dont j'usai près de dix livres dans la maladie dont je viens de faire l'histoire. Depuis vingt ans que je me sers de cet onguent, je crois en avoir employé annuellement environ vingt-cinq livres, une année dans l'autre. Ensorte que la grande expérience que j'ai de ce reméde peut me mettre en droit de juger de ses propriétés singuliéres, & de ses bons effets dans toutes les excoriations & ulcérations cutanées, soit qu'elles viennent de la brûlure, ou de l'écorchûre de la peau, occasionnée par des humeurs salines, âcres ou corrosives. J'ose même assurer sans en trop dire, qu'il est plus efficace dans toutes ces espéces de blessures superficielles, que les onguens dessicatifs rouge, blanc, rosat, de chaux, de tuthie, de pompholyx, &c. ou qu'aucun des épulotiques dont on se sert aujourd'hui. L'amour du bien public ne peut donc que me faire recommander sincérement ce topique à tous ceux qui professent la Chirurgie, & exhorter les Apoticaires à le tenir préparé dans leurs boutiques, pour le donner aux pauvres gens à un prix raisonnable, au lieu du baume de *Leucatel*, ou autres remédes impropres que le peuple applique ignoramment sur les playes profondes de la peau.

CHAPITRE XI.

Des Blessures de la Peau faites par les Morsures des Bêtes vénimeuses.

PLUSIEURS Sçavans, & entr'autres le célébre Docteur *Mead* (*a*) ayant traité expressément de la nature de ces venins & des autres poisons, je m'étendrai moins sur la maniére dont ils affectent le sang & les esprits; m'attachant sur-tout ici à l'histoire des faits, & à la pratique la plus approuvée dans ces sortes de cas.

Je ne m'arrêterai pas non plus à l'histoire ni aux remédes des morsures faites par les animaux vénimeux, soit terrestres, aquatiques, ou amphibies, étrangers à notre pays. Ainsi nous passerons sous silence les différentes espéces de serpens mentionnés par les Auteurs, de même que les insectes *exotiques*. Les personnes curieuses sur cette matiére peuvent parmi nombre d'autres Auteurs, consulter *Sennert* (*b*) qui a

(*a*) Descrip. Méchaniq. des Poisons.
(b) *Lib. 6. part. 8. cap. 1. de venen. ab Animal.*

donné une courte Hiſtoire de ces animaux avec le diagnoſtic, le pronoſtic & la curation de leurs morſures : Nos Anglois peuvent lire là-deſſus M. *Ramſey.* On trouvera dans *Baglivi* une ample Deſcription, & une plus ſuccinte dans le Docteur *Mead*, de la *Tarentule*, eſpéce d'araignée de la *Poüille.* Notre deſſein n'eſt que de traiter ici des morſures faites par les *Hydrophobes*, les Chiens & les Chats enragés, & quelques autres bêtes vénimeuſes qui ſe trouvent chez nous; dont les eſprits furieux & envenimés portent ſur-tout leur impreſſion ſur la ſalive, quoiqu'ils cauſent quelque altération dans le ſang, & enſuite dans le fluide nerveux; ou même quelquefois d'abord dans ce dernier, s'il faut en juger par les promts & cruels effets qu'ils opérent ſur le cerveau.

Par eſprits furieux, je n'entends point ici tout léger accès de colére, mais une ſorte de déſordre particulier, propre à les transformer de leur nature douce & bénigne, en une ſi maligne, que tout l'animal eſt tranſporté dans une eſpéce de furie ou de rage : ces eſprits ainſi diſpoſés imprimant à tous les ſucs du corps, mais plus particuliérement à la ſalive, leurs pernicieuſes qualités, diſposent cette derniére à exciter le même trouble & la même fureur dans les autres animaux, lorsqu'elle vient à être mêlée avec leur sang & leurs humeurs.

Je sçais qu'il y a des Auteurs qui ne veulent point que les esprits où la lymphe nervale, soit le véhicule de ce poison; mais que celui-ci soit logé dans quelque humeur particuliére contenue dans son propre réceptacle, d'où l'animal le lance lors de la morsure. Ainsi dans la vipére le venin séparé par des glandes particuliéres, & conservé dans son réservoir, est exprimé à travers les dents, percées pour cette fin : dans les Chiens il est contenu dans la salive, & dans divers autres animaux fourni par leurs aiguillons. Mais de quelque endroit qu'il vienne, il porte avec lui beaucoup de force dans très-peu de masse: (*potestas maxima in minimâ mole* :) car ses particules introduites quelquefois par une piquûre presque imperceptible, causent un trouble dans la machine, assez considérable pour en opérer la ruine totale.

Quoique je ne doute point de la qualité vénimeuse de certaines morsures particuliéres, cependant je suis très-porté à croire que les accidens occaſionnés par quelqu'une d'elles, peuvent être plus raiſonnablement attribués à la nature & à la grande ſenſibilité de la partie mordue; ſur-tout ſi ceci arrive dans des conſtitutions cacochymiques & fort dérangées, où des ſymptômes légers en apparence deviennent fort difficiles à guérir, & même ſouvent fatals. Je me ſouviens à cette occaſion, d'avoir eu beaucoup de peine une fois à ſauver un doigt mordu par un homme: difficulté que je crois devoir plutôt attribuer aux contuſions & aux déchirures des tendons & des ligamens, qu'au venin de la morſure. Ce doigt reſta même, malgré tous mes ſoins, roide & ſans uſage. *Hildan* (*a*) rapporte pluſieurs exemples, où des morſures ſemblables faites par des hommes, ont été très-difficiles à guérir. Ce qui n'eſt point ſurprenant, eu égard à leur ſituation ſur les jointures. Mais il avoüe que, quoique la morſure d'un homme en colére ſoit fort dangereuſe, les ſymptômes en ſont beaucoup moins cruels que ceux qui ſont cauſés par celle d'une perſonne mordue auparavant par un Chien enragé, ou quelque autre bête vénimeuſe.

(a) *Cent. I. Obſ. 84. & 85. Cent. 4. Obſ. 87.*

Zacutus Lusitanus (*a*) donne deux exemples remarquables de morsures faites par des gens furieux : L'une sur le genou, qui fut suivie de la gangréne & de la mort ; l'autre sur le doigt indice, qui occasionna un ulcére qui ne put être détruit que par la perte de toute la main, qu'on fut obligé de couper pour arrêter la mortification. Mais je crois qu'on doit attribuer aussi les symptômes de ces deux cas, à la nature des parties, & à la mauvaise constitution du corps, plutôt qu'à aucun venin réel dans les dents, ou la salive de la personne qui mord ; n'étant d'ailleurs fait mention d'autres accidens dans ces morsures, que de ceux qui accompagnent quelquefois les contusions ordinaires des mêmes parties.

Le cas rapporté par *Meekrin* (*b*) a à la vérité quelque chose de plus remarquable, quant aux symptômes, indiquant clairement beaucoup de malignité dans la morsure, ou dans la masse du sang de la personne mordue : mais cet Auteur les impute tous avec quelque raison à la premiére. Voici le cas.

Un Archer, sur le point de saisir un

(a) *Prax. med. admir. lib. 3. Obs. 88.*
(b) *Obs. med. Chir. C. 67.*

Voleur, celui-ci rempli de fureur lui mordit ſi terriblement le pouce, qu'outre le déchirement des chairs, l'os même en fut briſé. La douleur inſupportable qui en réſulta, & qui s'étendoit depuis la main juſqu'à l'épaule, jetta ce pauvre homme dans le délire avant le jour ſuivant. La playe fut traitée comme vénimeuſe, les alexipharmaques furent preſcrits; & la jointure ayant été ouverte juſqu'à l'os, il en ſortit une ſanie claire & corroſive; le corps ſe couvrit vers le huitiéme jour de taches rouges accompagnées de ſueurs puantes qui furent ſuivies d'une oppreſſion conſidérable & de défaillances. Le Malade étant mort le lendemain comme hébété, il enfla d'abord ſi exceſſivement, & exhala une odeur ſi inſupportable, qu'on fut obligé de l'enterrer ſur le champ.

L'Auteur imputant principalement cette cataſtrophe à la ſaignée & à la purgation preſcrites contre ſon avis par un autre Médecin, fait la réflexion ſuivante.

On peut juger, dit-il, par cet exemple de la force extraordinaire du venin communiqué par des perſonnes agitées de fureurs violentes, ainſi que de l'avantage & du déſavantage qu'on peut retirer

retirer dans ces cas, des purgatifs & des ſudorifiques.

Deux hommes dans le vin, en étant venus aux coups, un d'eux renverſa l'autre par terre : Celui-ci animé par la vengeance, ſaiſit avec ſes dents l'oreille de ſon adverſaire, & en emporta le lobe inférieur avec ſon cartilage, ras de la tête.

Peu de tems après, le même accident arriva à l'occaſion de la querelle de deux autres perſonnes. La fiévre, l'enflûre & l'inflammation qui ſurvinrent dans ces deux cas, ne doivent point paroître ſurprenans, ſi l'on conſidére que les cartilages avoient été déchiquetés, & que la digeſtion des playes de ces parties ne ſe fait que lentement. Je panſai ces deux bleſſures avec le baume d'*Arcæus*, auquel j'ajoûtois celui de térébenthine, dans la vûe de prévenir la gangréne qui nous menaçoit dans les deux cas. Je me ſervois à chaque panſement, d'une fomentation diſcuſſive. Ces ſecours ayant enfin procuré la ſuppuration & la déterſion des parties, j'en obtins la cicatrice par le moyen de mon cérat de pierre calaminaire; avec la précaution de toucher avec la pierre de vitriol, les endroits trop ſaillans.

Je ſuis donc ſûr qu'aucune des morſures dont je viens de parler, (ſi l'on en excepte peut-être celle dont *Meckeren* fait mention) n'a eu d'autres ſymptômes, quoique faite dans la colére, ou plutôt dans une eſpéce de fureur diabolique, que ceux qui auroient pû être occaſionnés par les dents mouſſes d'une paire de tenailles. Nous voyons même arriver ſouvent à l'occaſion de la ſaignée, des accidens beaucoup plus fâcheux cauſés par la piqûûre de l'aponevroſe ou du tendon, même du *biceps*. *Sylvius* parle d'un fameux Chirurgien d'*Hollande* qui mourut d'une ſimple piqûûre faite à ſon pouce en heurtant précipitamment ce dernier contre la pointe d'une des branches de ſes ciſeaux, qui porta ſans doute ſur le tendon.

Je ne nierai point que les morſures faites par des hommes, ne puiſſent être véritablement vénimeuſes ; mais je crois qu'il eſt très-douteux qu'un ſimple tranſport de colére ou de paſſion violente puiſſe les rendre telles. Il faut que les humeurs de ces hommes ayent été envenimées auparavant elles-mêmes par la violence de quelque maladie maligne, ou le poiſon de quelque créature vénimeuſe.

Galien (*a*) remarque que les morſures d'homme à homme ne différent point des ulcéres ordinaires, hors qu'elles ne ſoient faites par quelque perſonne extrêmement mal ſaine & tranſportée de colére; & cela ſur-tout lorſqu'elle eſt à jeûn.

Mais pour venir aux playes que tout le monde convient être vénéneuſes, & où les accidens ſont totalement différens de ceux des bleſſures ordinaires, nous commencerons par celles qui ſont faites par les Chiens enragés. Les plus ſuperficielles, & même ſelon quelques-uns, le ſeul attouchement des parties par la ſalive de l'animal, ſuffit pour produire les ſymptômes les plus dangereux, & preſque toujours mortels.

Galien (*b*) parlant encore ſur le même ſujet, & obſervant fort bien qu'il n'y a nulle différence quant à l'extérieur entre ces playes & les autres, il conſeille dans les cas de morſures, de conſulter d'abord le Médecin, qui doit s'informer ſi le Chien qui a fait la bleſſure, étoit maigre, & pour ainſi dire, affamé; s'il avoit l'aſpect féroce, les yeux rouges & enflammés, la queue pendante entre ſes jambes, s'il écumoit de la gueule,

(a) *De Compoſit. Med. per gen. lib. I.*
(b) *Lib. de Theriaca ad Piſon.*

& si la langue, sortant de cette derniére, paroissoit jaunâtre : Enfin il s'enquerra s'il alloit heurter dans son chemin contre quelque chose, s'arrêtant quelquefois comme dans l'étonnement, & courant ensuite de nouveau sans abboyer, excepté d'une maniére rauque lorsqu'il saisissoit quelque chose. Si, continue cet Auteur, le Médecin découvre par ces recherches que le Chien étoit enragé, il doit, au lieu de traiter la morsure comme une playe simple, faire inciser tout autour, pour en rendre la cicatrice plus longue, laquelle ne doit point être finie avant le quarantiéme jour, tems où la décharge du venin peut avoir été opérée : ou bien l'on doit, dit-il, brûler l'endroit avec un fer chaud, & scarifier ensuite l'escarre, sur laquelle on applique la thériaque qu'on prescrit aussi intérieurement.

Les signes de la rage sont, selon plusieurs sçavans Auteurs, des grandes anxiétés, une humeur pensive & hargneuse, sans que le Malade sçache pourquoi, des oppressions avec un sentiment de rongement dans l'estomac, des lassitudes, l'impuissance au mouvement, un sommeil inquiet & interrompu, grande crainte sans raison; le Malade marmote quelquefois entre les dents, & se parle à lui-même; il sent une douleur depuis la partie mordue, (quoique cicatrisée depuis long-tems) jusqu'à la tête. Lorsque le venin commence à opérer, il étend ses membres comme dans le baaillement, avec un sentiment de douleur de tems en tems; le visage paroît rouge, les yeux sont égarés & féroces, & la bouche écume : il crache sur ceux qui s'approchent de lui : il y en a qui abboyent comme les Chiens; tâchant, de mordre, même contre leur volonté, ceux qui sont auprès d'eux, comme *Gentilis* le rapporte d'un jeune homme qui prioit sa mere de se tenir loin, crainte, disoit-il, qu'il ne la mordît malgré lui; d'autres sont toûjours dans le délire, & ne sçavent ce qu'ils font : mais tous ont ceci de commun dans le dernier dégré de la maladie, qu'ils ne peuvent prendre aucun liquide, ni le regarder lorsqu'on le leur présente, sans être saisis d'un trouble extrême & du tourment le plus horrible. Si, selon les mêmes Auteurs, en donnant à un Coq ou à une Poule un morceau de pain trempé dans le sang qui coule de la playe dès le commencement, l'animal meurt, c'est une marque que la morſure eſt vénimeuſe ; mais s'il ne lui arrive aucun accident, il eſt à ſuppoſer qu'on peut laiſſer fermer la playe ſans crainte de danger.

On trouve pluſieurs exemples de ces morſures dans les Auteurs qui ont écrit en Chirurgie : j'en inſérerai ici quelques-uns des plus remarquables : d'où l'on pourra aiſément déduire le diagnoſtic, le prognoſtic & la curation.

Hildan rapporte qu'un jeune homme ayant été conduit chez lui deux jours après avoir été mordu par un Chien enragé, il ſcarifia d'abord la partie, & y appliqua une ventouſe : Ayant emporté par ces moyens tout le ſang qu'il put, il fit une lotion avec de la piquette, de la thériaqne & du ſel marin, dont il lava tout le bras pour qu'il ne reſtât aucune ſalive autour de la bleſſure : humeur qui eſt, dit-il, ſuffiſante pour produire la rage : Après tout ceci il appliqua le cautére actuel ſur la morſure qu'il brûla profondément ; il ne ſe hâta point de calmer la douleur par aucune matiére onctueuſe, & encore moins par aucun topique froid ou répercuſſif ; dans l'eſpérance que tant que cette douleur ſeroit modérée, elle pourroit attirer le ſang & les humeurs avec le venin vers la partie blessée. Il pansoit celle-ci avec de la charpie trempée dans de l'eau de vie, où il avoit fait dissoudre de la thériaque; il appliquoit ensuite par-dessus le remède suivant en forme d'emplâtre.

Prenez un peu d'oignon cuit sous les cendres chaudes, du levain & de la poudre de graine de moûtarde, de chacun ℥j. de la thériaque ʒß. des feuilles de rhue & de scordium, de chacune demi-poignée. Mêlez ces matiéres dans un mortier avec ce qu'il faut de miel.

Le lendemain il fit plusieurs incisions dans l'escarre, & appliqua tout autour les mêmes remédes jusqu'à ce qu'elle se sépara. Pour tenir ensuite l'ulcére ouvert, il y mit un pois, & en entretint ainsi l'écoulement pendant trois mois. Il y répandoit trois ou quatre fois la semaine un peu de la poudre suivante.

Prenez du précipité, de la pierre de bézoard & de la racine d'angélique, réduits en poudre, de chacun ℈j. mêlés.

Cette poudre a, selon l'Auteur, une vertu singuliére pour attirer le venin vers la playe.

Pendant l'application de ces topiques il prefcrivit intérieurement à des intervalles convenables plufieurs alexipharmaques, comme la confection alkermès, la thériaque, la corne de cerf calcinée, le bézoard & la poudre fuivante, fort vantée dans ces cas, tant par les Anciens que par les Modernes.

Prenez de la poudre d'écreviſſes de riviere ℨx. de la racine de gentiane ℨv. de l'encens mâle ℈j. mêlés pour une poudre.

Voilà, dit cet Auteur, comme j'obtins la guérifon de ce jeune homme & d'un de fes freres mordu par le même Chien. La faignée & la purgation furent omifes pendant tout le cours des remédes détaillés, crainte, ajoute-t-il, de rappeller le venin de la circonférence vers le centre.

Le même Auteur rapporte (*a*) le cas d'une femme qui ayant coupé avec les dents le fil de fon aiguille, après avoir raccommodé les déchirures faites à fa robe par un Chien qu'elle ne foupçonna point être enragé, devint mélancolique trois mois après, eut l'efprit troublé d'imaginations bizares, de frayeurs & de vifions horribles; enfin elle fut fai-

(a) *Cent. I. Obf. 86.*

ſie bientôt après de la crainte de l'eau, ſigne Pathognomonique de la maladie; elle abboyoit comme les Chiens, & ne connoiſſant pas ſes propres parens, tâchoit de les ſaiſir & de les mordre, juſqu'à ce qu'enfin elle expira dans cette agonie. Voilà, dit *Hildan* dans ſa lettre à ſon ami *Roſcius*, la vérité d'un fait dont ceux qui ignorent l'étrange force de ce poiſon, ont voulu douter.

Le même Auteur, pour confirmer la vérité de cette hiſtoire, & démontrer la poſſibilité de l'infection par une voie ſi légére, ajoute ici le cas d'un jeune homme d'environ vingt ans, qui ayant reçu dans le tems de la moiſſon, une légére égratignûre au pouce, faite par un Chat qu'il ne croyoit point enragé, il la laiſſa guérir d'elle-même, n'y ayant ni douleur, ni inflammation. Mais vers le premier jour du mois de Mars ſuivant, il devint mélancolique, craintif, & troublé de tant d'idées étranges, que le lendemain il n'oſa plus ſortir de chez lui. Je le trouvai le troiſiéme jour, continue notre Auteur, entiérement Hydrophobe; craignant ſi fort l'eau, le vin, ou tout autre liquide, & matiéres luiſantes, qu'il ne pouvoit s'en approcher, ni ſouffrir qu'on les lui préſentât.

Quand on lui demandoit s'il vouloit boire, il poussoit des cris horribles, & couroit vîte se cacher. Il avoit le visage, le col & la poitrine fort enflammés, & parsemés de taches livides ou bleuâtres: il lui survint alors de grandes sueurs, & devint extrêmement turbulent, se jettant continuellement d'un côté du lit à l'autre; ensorte que trois hommes robustes pouvoient à peine le tenir. Il faisoit souvent du bruit, & tâchoit de saisir & de mordre ceux qui se trouvoient auprès de lui. Il refusa toute sorte de subsistance; & toûjours tremblant à la seule vûe d'un verre, il mourut ainsi misérablement cette nuit même. Cette histoire, ajoûte notre Auteur, doit faire moins douter de la premiere: car si le venin est assez puissant pour se communiquer des griffes d'un Chat enragé aux vaisseaux capillaires de la peau, de-là aux gros troncs, & enfin au cœur & au cerveau, il sera beaucoup plus aisé de comprendre comment ce poison aura les mêmes effets, sinon de plus terribles, reçu en coupant un fil avec les dents, imbû de la bave d'un Chien enragé.

Zacutus Lusitanus (*a*) fait mention de deux enfans, dont les pieds ayant été

(*a*) *De Prax. admir. lib. 3. Obs. 87.*

aussi égratignés par un Chat enragé, moururent Hydrophobes quatre ans après : telle étant la nature surprenante de ce venin, qu'il peut rester caché pendant plusieurs années, & être ensuite mis en jeu, à la ruine du Malade.

Il parle aussi dans la même Observation, d'un Gentilhomme qui ayant passé son épée à travers le corps d'un Chien enragé, & l'ayant ensuite remise dans le fourreau, il arriva huit ans après qu'il blessa, dans une querelle, trois personnes avec la même épée : celles-ci guéries depuis trois ans, de leurs blessures, commencerent à refuser de boire ; & devenant bientôt après furieuses & enragées, moururent dans ce triste état. On trouve un cas assez semblable à celui-là dans les Observations d'*Isaac Meichsnerus*, & dans celles de *Schenkius* (a).

Il y a plusieurs autres histoires, outre celles que nous avons déja rapportées, qui prouvent que les égratignûres & les morsures des Chats sont également dangereuses, lorsque ces animaux sont enragés. *Amatus Lusitanus* (b) parle d'un Marchand & de quatre autres personnes de sa famille, qui ayant été mordus ou

(a) *Lib. 7. Obs. 9. de Ven. ex Animal.*
(b) *Cent. 7. Curat. 65.*

égratignés par leur Chat, furent saisis bientôt après des plus terribles symptômes, & moururent tous les cinq. *Baccius* (*a*) assure avoir vû une femme mordue par son propre Chat, laquelle, nonobstant tous les remédes & le cautére actuel appliqué sur la morsure, mourut quatorze jours après. Il rapporte à cette occasion avoir lû à Rome sur un ancien Monument de l'Eglise de Sainte Marie du Peuple, l'Inscription suivante :

Passans, apprenez un nouveau genre de mort:
Un Chat cruel, irrité, me mord le doigt,
& je meurs.

Hospes, disce novum mortis genus, improba felis,
Dum trahitur, digitum mordet, & intereo.

On n'observe guéres rien d'aussi surprenant que l'action de quelques poisons sur le sang & le fluide nerval. Ils transformenr, pour ainsi dire, l'homme entier, & lui impriment, selon leurs divers caractéres, une nature & un aspect tout différens. Ainsi parmi les gens affectés de ces poisons, certains paroissent étonnés&rêveurs, pendant que d'autres tombent dans le délire, & deviennent furieux; les uns sont gais & joyeux,

(a) *In Prolegom. Ven. & Antid. p. 16.*

les autres triſtes & craintifs : quelques-uns dorment toûjours, tandis que d'autres reſtent continuellement éveillés : enfin les uns ſont calmes & ſilentieux, & d'autres parlent & ſe meuvent perpétuellement; enſorte que, ſelon le ſçavant *Horſtius* (*a*), ceux qui ignoreroient leur cas, les prendroient plutôt pour des poſſédés, que pour des véritables Malades.

Zacutus Luſitanus (*b*) rapporte l'hiſtoire tragique d'une perſonne mordue par un Chien enragé, laquelle venant dans la nuit à rompre ſes liens, ſe jetta ſur ſés gardes, & les mordit : après quoi ceux-ci devenant enragés auſſi, ils furent tous enfermés, & moururent dans deux jours, abboyant & ſe mordant les uns les autres comme autant de Chiens. On lit encore dans l'Obſervation ſuivante du même Auteur, la mort d'une Dame qui étant devenue enragée pour avoir baiſé ſon Chien étranglé pour cauſe de rage, mourut miſérablement ſept jours après.

On connoît aſſez le cas de *Balde*, grand Juriſconſulte, mort d'une fort légére bleſſure à la lévre, faite par ſon

(a) *Epiſt. ad Hild. cent. 1. ejus oper. Obſ. 85.*
(b) *Prax. admir. lib. 3.*

Chien en le baiſant, ne ſçachant point qu'il fût enragé. Ce cas eſt rapporté dans *Ambroiſe Paré*, *Liv.* 21. *Chap.* 20. nous en avons eu un ſemblable il y a quelques années dans un Bourgeois de *Londres*. *Cœlius Aurelianus* (*a*) parle auſſi d'une femme devenue enragée à l'occaſion d'une ſimple égratignûre faite au viſage par ſon Chien favori, qui ſe trouvoit dans le même cas de celui de *Balde*.

Ce qu'il y a encore de plus ſurprenant dans ces ſortes d'accidens, eſt le grand intervalle qui ſe paſſe quelquefois entre le tems de la morſure & l'action du venin; qui dans les uns ne ſe manifeſte que le vingtiéme; dans d'autres que le trentiéme, & dans quelques-uns que le quarantiéme jour. Il y en a même qui ne ſont ſaiſis de la rage que trois mois, d'autres, comme *Balde*, que quatre mois, & enfin d'autres qu'un an après la morſure. *Albert le Grand* (*b*) donne à entendre qu'il avoit connu un homme qui mordu au bras par un Chien enragé, s'étoit bien porté pendant ſept ans; après quoi la même partie s'étant enflammée, il étoit mort deux jours après.

(a) *Lib.* 3. *cap.* 3. *de Morb. acut.*
(b) *Lib.* 7. *cap.* 2.

Alſavarius aſſûre que le venin peut reſter caché pendant quarante ans : opinion qui ſemble auſſi avoir été adoptée par *Horſtius*. Le Lecteur peut s'inſtruire plus au long ſur cette matiere dans *Palmarius*, dans *Amatus Luſitanus*, dans *Salmuth*, dans *Muſa Braſſavole*, dans *Sennert*, dans *Fracaſtor*, &c.

Non-ſeulement les égratignûres & les morſures des animaux enragés ſont vénimeuſes ; leur ſalive même appliquée ſur la peau a ce caractére, comme il paroît par *Galien* (*a*), qui nous dit que l'attouchement de leur ſeule bave eſt ſuffiſant pour occaſionner l'hydrophobie : ceci eſt encore confirmé par *Mathiole* (*b*), qui nous apprend avoir connu deux perſonnes devenues Hydrophobes par la ſeule écume de l'animal, tombée accidentellement ſur elles. *Aretæus* & *Aurelianus* parlent de quelques perſonnes infectées par la ſeule haleine.

Palmarius (*c*) déclare avoir connu un de ſes compatriotes, qui ayant été mordu par un Chien enragé, & ſe regardant comme mort, dans les inter-

(a) *Lib. 6. de loc. affect.*
(b) *Com. ad lib. 6. Dioſcor. cap. 36.*
(c) *De morb. contag. p. 166. 167*

valles de raiſon dont il joüiſſoit de tems en tems, voulut prendre congé de ſes enfans ; ce qui lui ayant été accordé, il les baiſa l'un après l'autre, & mourut bientôt enſuite. Les enfans devinrent enragés ſept jours après, & moururent auſſi.

La rage n'attaque pas ſeulement les Chiens & les Chats, mais encore les Loups, les Renards, les Chevaux, les Mulets, les Singes, les Beletes, les Coqs, & divers autres animaux nommés par *Salius*, *Borelli*, *Bartholin*, *Hildan*, *Avenzoar*, *Valeriole*, &c. Ce dernier (*a*) parle d'une Mule à lui, ſi furieuſe & ſi indomtable, que rompant les attaches les plus fortes, elle mordoit & regimboit contre tout ce qui approchoit d'elle : Enfin emmuſelée par l'adreſſe d'un Maquignon, elle fut conduite ſur le bord du Rhin, & delà pouſſée par force dans ce fleuve, duquel elle ſortit fort douce, & guérie de ſa rage, après l'avoir traverſé & bû copieuſement de ſon eau : mais malgré cela, dit notre Auteur, je ne voulus pas garder plus long-tems cette Mule, crainte que ſon mal revenant, je ne fus expoſé au danger de la vie.

Outre les Auteurs déja nommés, *Au-*

(a) *Com. ad c. 20. de Conſtit. art. Med. Galeni.*

relianus fait mention d'une perſonne qui devint folle à l'occaſion d'une légére bleſſure reçûe par un Coq dans le combat de ces animaux. Le cas ſuivant rapporté par *Baccius* (*a*), eſt de la même nature.

Un Jardinier piqué à la main gauche par le bec fort pointu d'un vieux Coq animé par le combat, fut ſaiſi le même jour du grincement de dents & de convulſions dans les lévres. Nonobſtant les ſcarifications, le cautére actuel & l'uſage de différentes eſpéces d'alexipharmaques pris intérieurement, & appliqués extérieurement, il mourut le troiſiéme jour avec des yeux féroces comme ceux du Coq qui l'avoit piqué, à la grande ſurpriſe des ſpectateurs & de tout le voiſinage. Pour moi, ajoûte le même Auteur, je crois que c'eſt là le véritable Baſilic de l'Antiquité, qui mêloit ordinairement des fables avec le vrai. J'ajoûterai ici le diſtique ſuivant, parmi une infinité d'épigrammes écrites à cette occaſion par pluſieurs Sçavans d'*Italie*.

Dum furit in dominum Gallus, perimitque veneno
Commorſum, ergo alius non Baſiliſcus erit.

Puiſque le Coq ſe met en fureur contre ſon Maître, & lui donne la mort par ſa piquûre vénimeuſe, il ne faut plus chercher d'autre Baſilic.

(a) *Prolegom. Venen. & Antidot. p. 16. 17.*

Nous ne finirions point ſi nous voulions rapporter tous les exemples rares & ſurprenans répandus ſur la matiére dont nous traitons dans divers Auteurs, comme *Bauhinus*, *Fernel*, *Fracaſtor*, *Aræteus*, *Aurelianus*, *Mathiole*, *Cardan*, *Palmarius*, *Albert le Grand*, *Zacutus*, *Marcel Donat*, *Nicolas Florentin*, *Valeriole*, *Carantius*, & autres, dont nous omettons les relations pour revenir à la cure, ou aux remédes dont on fait uſage en pareils cas. Outre les inciſions, le cautére & les ventouſes ſcarifiées, recommandés par les meilleurs Praticiens, *Galien* s'étend beaucoup ſur les bontés des Ecreviſſes de riviére, ſur-tout pour les morſures faites par les Chiens enragés; il donne auſſi la maniére de leur préparation, & nous aſſûre qu'aucun de ceux qui a eu le bonheur de prendre ce reméde n'a péri.

Ambroiſe Paré preſcrit l'application extérieure des racines d'ail & d'oignon, battues avec du ſel commun & de la térébenthine: topique avec lequel il dit avoir guéri Mademoiſelle de *Gron* qui avoit été mordue cruellement au gras de la jambe par un Chien enragé. Il conſeille encore de laver la morſure avec la décoction de *lapathum acutum*, &

d'appliquer ensuite l'herbe pilée pardessus, faisant boire en même tems le boüillon de la même plante. *Ætius* assûre avoir guéri plusieurs personnes avec ce seul reméde. Le Docteur *Mead* le place aussi parmi les antidotes de la rage dans ses *Essais Méchaniques*. Le même *Paré* ordonne encore la moûtarde dissoute dans du vinaigre, ou de l'urine, dont on imbibe des compresses qu'on applique sur la playe, & qu'on change selon le besoin. Il attribue pareillement beaucoup de vertu à l'ozeille pilée & mise sur la morsure; de même qu'à la décoction de la même plante prise intérieurement. Il recommande aussi l'application de la farine d'orobe avec le sel, le miel & le vinaigre, ou celle de la fiente de cheval boüillie dans ce dernier, tandis que le Malade use en même tems du reméde interne suivant:

Prenez de la racine de gentiane ʒij. des écrevisses de riviére brûlées dans le four, & réduites en poudre ʒiij. de la terre sigillée ℥ß. mêlés pour une poudre dont la dose sera de ʒj. dans une décoction des mêmes écrevisses. Le Malade boira souvent aussi de cette derniére, dans les intervalles de la poudre.

Mais la préparation de *Galien*, qui consiste à faire brûler les écrevisses vivantes sur une plaque de cuivre jusqu'à ce qu'on puisse les mettre en poudre, paroît de beaucoup préférable à la précédente ; non pas comme le pense l'Auteur, parce que ce remède est préparé après le lever de la constellation du Chien, ou lorsque le soleil est entré dans le signe du Lion ; mais à cause de l'*Ens Veneris*, ou du sel de cuivre, qui se mêlant avec les cendres des écrevisses, doit, comme le croit le Docteur *Mead*, en relever les vertus.

Amat ordonne d'appliquer d'abord sur la partie mordue le topique suivant en forme de cataplasme.

Prenez un oignon fort, une tête d'ail, ou sa racine moyenne, de la thériaque ℥ß. des fleurs de marrube fétide & de mélisse, de chacune une pincée ; de la garance & du levain, de chacun ℥ß. Pilez ces matières ensemble, & les appliquez sur l'endroit affecté.

Il dit avoir guéri avec ce remède, un enfant qui, après avoir été mordu par un Chien enragé, fut saisi de frissons & d'une fièvre violente. Le même Auteur assûre avoir guéri un autre jeune garçon dans le même cas, en lui faiſant prendre, après l'avoir fait plonger dans la mer, la potion ſuivante; ordonnant en même tems au Chirurgien d'entretenir l'ouverture de la playe.

Prenez de la décoction de racine de gentiane, faite dans le vin ℥iiiß. ajoutez-y ℈ij. de bonne thériaque.

L'Eglantier nommé par les Grecs *Kinorrodon*, par les Latins *Roſa ſilveſtris*, a été régardé, particuliérement ſa racine, comme un reméde d'une vertu ſi ſinguliére dans la rage, qu'on a cru qu'il avoit été divinement inſpiré aux hommes. *Fulgoſius* (*a*) parle d'un Evêque, d'un Moine & d'une Dame Romaine à qui il fut révélé en ſonge. Cette derniére guidée par cette révélation, l'envoya à ſon fils attaqué alors de l'*hydrophobie* en *Eſpagne*; lequel fut guéri par ce reméde arrivé à tems, & preſcrit ſuivant l'inſpiration. *Pline* (*b*) dit quelque choſe d'approchant de ceci, à l'occaſion d'un Soldat affligé du même mal; à qui la mere avertie en ſonge, fit prendre le même reméde qui lui redonna la ſanté; comme

(a) *Gemma Coſmocrit. lib. 1. c. 6.*
(b) *Hiſt. nat. lib. 26. c. 2.*

il le fit ensuite à plusieurs autres *Hydrophobes*.

Si nous en croyons encore un ancien Auteur anonyme : Quiconque mordu d'un Chien enragé appliquera la racine d'ail extérieurement, & fera usage du Kinorrodon intérieurement, se mettra à couvert des symptômes des morsures de cet animal.

Pline rapporte encore que l'éponge qui croît sur le rosier sauvage, étant réduite en cendre, & mêlée avec du miel, est un des plus excellens remédes pour l'Alopécie dont nous avons traité ailleurs.

Le Docteur *Mead* dit que c'est cette même partie spongieuse qui est le célébre antidote non-seulement du venin des Chiens enragés, mais encore du poison de la vipére, de la tarentule & d'autres animaux ; ce qui lui a fait donner en *Sicile* & en *Espagne* le nom de *Sanatodos* ; c'est-à-dire, qui guérit tout.

Jean de Aicholtzius (*a*) cité par *Schenkius* (*b*) rapporte d'après sa propre observation, l'histoire du Maître d'Hôtel d'un Seigneur, mordu légérement à la main par un petit Chien avec lequel

(a) *De Prop. Observ.*
(b) *Lib. 7. Obs. 29.*

il badinoit. La morſure qui ne comprenoit que deux petites taches ſuperſicielles, laiſſées par l'impreſſion des deux dents de devant, fut bien-tôt guérie & regardée aſſez indifféremment jusqu'à ce qu'une eſpéce d'horreur ſaiſiſſant le Malade, il commença à bégayer, & à avoir l'eſprit dérangé le ſeptiéme jour de la bleſſure. Le Chien ayant enſuite aſſailli pluſieurs autres perſonnes, ſans cependant les mordre, tomba mort bien-tôt après : ce qui en conſtata ſuffiſamment la rage. On appliqua l'emplâtre de cantharides ſur l'endroit mordu : après la chûte de l'épiderme, la peau parut clairement corrompue, & comme brûlée depuis l'impreſſion d'une dent juſqu'à celle de l'autre. On répandit ſur la pourriture de cette partie de la poudre de précipité rouge, qui fut continuée pendant long-tems. Après la ſéparation de l'eſcarre, l'ulcére fut tenu ouvert comme *Galien* le conſeille, au moins pendant quarante jours. Durant tout ce même tems le Malade prit conſtamment la préparation d'écreviſſes du même Auteur, & recouvra ſa ſanté par ces ſecours.

Voici le reméde de *Palmarius* (*a*).

Prenez des feüilles de rhue, de verveine, de

(a) *De Morb. contag. p. 271. &c.*

petite ſauge, de plantain, d'abſinthe, de menthe, d'armoiſe, de meliſſophyllum, *de bétoine, de millepertuis & de petite centaurée, de chacune parties égales.*

Toutes ces plantes doivent être cueillies dans leur force, bien ſéchées & gardées ſéparément dans des ſacs de papier qu'on ſuſpend dans des lieux où le ſoleil & l'humidité ne pénétrent point. La maniére de s'en ſervir eſt d'en mettre en poudre une égale partie de chacune, & d'en prendre depuis demi-dragme juſqu'à une, deux, ou trois dragmes, ſelon qu'on le juge néceſſaire, avec le double de ſucre; le tout avalé dans du vin ou du bouillon, ou ſous la forme d'électuaire formé avec du miel, & pris à jeûn trois heures avant le dîner.

L'Auteur prétend faire des merveilles avec ce reméde, quoique le Malade ſoit déja ſaiſi de la crainte de l'eau; cas où il faut le lui faire avaler par force, s'il n'a aucun bon intervalle: mais ſi ce ſymptôme n'a pas encore parû, il peut en prenant ce médicament, vaquer à ſes affaires, & manger & boire à ſon ordinaire. La morſure doit être lavée en même tems deux ou trois fois par jour, avec du vin, où l'on a fait diſſoudre, ou infuſer

fuſer de la même poudre. On panſe enſuite la bleſſure comme les autres playes, & on la laiſſe fermer quelque tems après. Voilà, ajoûte cet Auteur, comme l'on a trouvé un *Alexipharmaque* certain & infaillible pour un mal qui avoit réſiſté juſqu'alors à toutes les autres méthodes, & où l'art du Médecin étant preſque regardé comme inutile, le Malade n'avoit recours qu'aux priéres.

Mais la ſuperſtitieuſe remarque de l'Auteur, lorſqu'il dit qu'il ne faut pas que la morſure ſoit faite au-deſſus des dents, ou qu'elle ait été lavée auparavant avec de l'eau, pour que ce reméde réuſſiſſe, me le rend encore plus ſuſpect.

On attribue preſque d'auſſi grandes vertus à la pimprenelle; en effet le même Auteur rapporte que le Chaſſeur d'Henri II. Roi de France, avoit aſſuré *Fernel*, que quiconque mordu par un Chien enragé, mangeroit d'abord après cette plante pendant pluſieurs matins, ſoit en ſalade ou autrement, ne ſeroit jamais attaqué de l'Hydrophobie. Ce Chaſſeur prétend avoir ſouvent fait cette expérience ſur les Chiens du Roi; qui devenant enragés d'eux-mêmes, ou ayant été mordus par d'autres qui l'étoient, avoient toûjours été délivrés ou garantis de la rage par ce remède, avec lequel il dit avoir guéri ensuite quelques personnes mordues.

La cure de cette maladie est enlevée aux Médecins dans plusieurs Pays, pour être remise aux Reliques des Saints, où les Malades se rendent comme en pélerinage pour offrir leurs dévotions. *Cœlius Rhodiginus* (*a*) & *Mathiole* (*b*) remarquent que les Chapelles de *S. Dominique* & de *S. Bellini* étoient extrêmement fréquentées par ces sortes de personnes, dont plusieurs, avoient assuré ce dernier Auteur, avoir été guéries par les Exorcismes & certains caractéres mis en usage par les Prêtres : ce qu'il attribue en partie à la bénédiction des priéres récitées par ces derniers ; & en partie à la grande foi & à la forte imagination du Malade.

Jean Jovianus Pontanus parle dans un de ses Dialogues, d'une Oraison que les Habitans de la Poüille avoient coûtume d'adresser à *S. Gui*, pour obtenir la guérison des personnes mordues par des Chiens enragés. Je l'ai inserée ici plus pour la curiosité que pour l'instruction. Mais il faut sçavoir auparavant que ces

(a) *Lib. 17. c p. 28.*
(b) *Comm. ad lib. 6. c. 37. Dioscor.*

bons Dévots devoient faire neuf fois le tour de la Ville, la nuit du Samedi, sans prendre aucun repos, mais priant & implorant continuellement le Saint, lequel exauçant leurs priéres la troisiéme nuit, le Malade étoit guéri, & la rage dissipée. Voici cette Oraison.

Alme Vithe, Pelicane,
Oram qui tenes Apulam,
Littusque Polignanium,
Qui morsus rabidos levas,
Irasque Canum mitigas:
Tu, Sancte, rabiem asperam,
Rictusque Canis luridos,
Tu sævam prohibe luem.
I procul hinc rabies,
Procul hinc furor omnis abesto.

O grand Saint Gui, tendre Pélican, Protecteur des côtes de la Poüille & de la ville maritime de Polignano; qui soulagez les morsures vénimeuses, & adoucissez la colére des Chiens; préservez-nous, ô Saint! de la rage de ces animaux, & de leur gueule envenimée. Loin de nous toute rage, loin d'ici toute fureur.

C'est ici sans doute le même S. Gui, au Tombeau duquel se rendent ceux qui sont affligés de cette espéce de convulsion bizarre, qui du nom du même Saint est communément appellée Danse de S. Gui.

Le peuple de l'île de Créte attribue

avec *Scribonius* (*a*) beaucoup de vertu à une bande de la peau de l'Hyéne, attachée autour du bras de la personne mordue : mais ce reméde ridicule est de la même étoffe que la dent du Chien enragé, pendue autour du col, ou que la peau de l'Ourse, ou du Veau marin, portée comme celle de l'Hyéne ; tandis qu'on fait prendre intérieurement le foie du Chien fricassé, ou autrement préparé. Mais nous laissons là ces niaiseries pour parler de quelques remédes plus efficaces & plus dignes de notre attention.

On regarde entr'autres comme Spécifique la plante nommée *Alysson* par les Grecs, de ce que dit *Galien* (*b*), elle soulage admirablement bien, & guérit parfaitement les personnes mordues des Chiens enragés. Elle a reçu ce nom, dit *Pline* (*c*), parce que prise dans du vinaigre, & appliquée sur la morsure, elle empêche que la personne mordue ne soit saisie de la rage.

Galien ordonne encore le suc de la même plante pris dans un verre d'hydromel pendant quarante jours, ou au moins durant les sept premiers. Mais

(a) *De Composit. Med. p. 171. 172. Lib. Comp.*
(b) *Lib. 6. de Simpl. Med. facult.*
(c) *Lib. 24. c. 11.*

quoique les Médecins conviennent de l'efficacité de cette plante contre la rage, ils différent dans les descriptions qu'ils en donnent. Certains suivent *Dioscoride*, quelques-uns *Pline*, & d'autres *Galien*: mais il vaut mieux, selon *Sennert*, s'en rapporter à la description claire donnée par ce dernier, par *Clusius* (*a*), & *Taberna Montanus* (*b*). L'Alysson de *Dioscoride* est, dit le Docteur *Mead*, une espéce de giroflée, & celui de *Galien* une espéce de marrube.

On place parmi les autres Simples, bons pour la rage, le chamaras, la germandrée, la semence de rhue, la camomille, la petite centaurée, l'armoise, l'aristoloche, le pouliot, la patience sauvage, le chardon béni, les racines de gentiane & de dompte-venin, dont on prend depuis demi-dragme jusqu'à une dragme chaque fois.

Asclepiades conseille le reméde suivant :

Prenez de la cendre d'écrevisses de riviére, dix parties, de l'encens, une partie, de la poudre de gentiane, cinq parties ; mêlés.

(a) *Lib. 2. sect. 5. c. 5.*
(b) *Hist. Plant. rar. lib. 4. c. 21.*

Il ordonne de prendre pendant quarante jours une cuillerée de cette poudre, ou deux cuillerées, s'il s'est passé quelques jours depuis la morsure.

Voici un autre antidote.

Prenez du mithridate & de la poudre de racine d'aristoloche ronde, de chacun ℥j. de la terre sigillée ℥ß. & xx. des mouches qui cherchent leur nourriture dans le fruit du napel. Mêlez ces matiéres avec ce qu'il faut de suc de citron récent pour former un électuaire, dont la dose est depuis ʒj. *jusqu'à* ʒiß.

Quelques Praticiens appuyés de l'autorité d'*Avicenne*, insistent principalement sur les puissans diuretiques; jusqu'à procurer même le pissement de sang. Dans cette vûe, ils ordonnent les cantharides, après avoir essayé premiérement le *Spica Celtica*, la valériane, le cabaret, le chamaras, &c. Les Païsans se servent d'un mélange de miel & d'escarbots; ou bien, ôtant la tête de ces derniers, ils en mettent demi-douzaine ou plus dans une chopine d'huile d'olives, dont ils boivent ensuite souvent une ou deux onces chaque fois.

S'il y a des signes d'une rage prochaine,

on retirera beaucoup d'utilité de plusieurs vésicatoires appliqués aux bras, aux cuisses & aux jambes, & tenus ouverts pendant long-tems.

Quant à l'usage interne des cantharides, leur préparation, leur dose, & la maniére de les donner, consultez le Doćteur *Mead* (*a*) qui cite *Baccius*, & l'Italien *Boccone*.

Mais après tout, plusieurs Auteurs placent le reméde principal dans le bain d'eau salée, ou de celle de la mer, ou dans celui d'eau douce, si l'autre n'est pas à portée : pratique que plusieurs sçavans Médecins recommandent beaucoup, quoique peu estimée par *Cælius Aurelianus*, *Celse*, *Avicenne*, &c. Mais m'appercevant déja de la longueur de ce Chapitre, je renvoye le Lećteur pour l'explication des Effets de l'eau sur le corps, dans le tems de l'immersion; à quelques Dissertations récentes sur le Bain froid, & à ce qu'en a dit M. *Wainwright* dans son Histoire des *Non-naturels*, & le Doćteur *Mead* dans ses Essais Méchaniques.

Je finirai ce Discours des Morsures des Chiens enragés, par deux ou trois cas arrivés chez nous : L'un est celui

(*a*) Descript. Mech. des Poisons.

d'un Malade commis à mes soins ; l'autre plus remarquable & plus particulier est rapporté par le Docteur *Lister* ; & le troisiéme est donné par le Docteur *Howman*.

Voici le premier présenté de ma part à la Société Royale par mon ami le feu Docteur *Tyson*.

En 1688. on m'apporta un enfant d'environ trois ans, qui venoit de recevoir une grande blessure sur le *Masseter*, faite par un Chien enragé, comme il parut ensuite. La playe fut pansée avec le digestif ; & fournissant dans peu de tems un pus loüable, elle s'incarna, & fut cicatrisée dans environ trois semaines. Mais bientôt après l'enfant fut saisi de la fiévre & d'une grande palpitation. La nuit suivante le délire survint, & le lendemain le venin eut fait de si fortes impressions sur les nerfs, que les muscles furent saisis de convulsions, & les yeux d'un roulement extraordinaire ; il paroissoit beaucoup de férocité dans tout le visage : les veilles & le tremblement étoient continuels ; la voix extrêmement rauque imitoit l'abboyement d'un Chien. Le Malade étoit de plus fatigué par le hoquet, & écumoit continuellement de la bouche. La curiosité m'ayant porté à lui préſenter un miroir, il retira d'abord ſa tête avec précipitation, & continua à japper, & à vouloir mordre tout ce qui s'offroit à lui. Enfin la violence de ces cruels ſymptômes termina ſa vie le jour ſuivant, malgré tous les alexipharmaques qu'on avoit preſcrits. Le bas-ventre s'enfla d'abord après la mort, la ſurface du corps devint livide, & les muſcles du viſage ſe contracterent de maniére à former le *Spaſmus Cynicus*.

Le cas ſuivant eſt rapporté par le Docteur *Liſter*.

Jacques Corton, natif d'*Yorck*, jeune homme fort & bien fait ayant été mordu à la main droite par un Chien enragé, la playe ſe ferma d'elle-même, & l'on n'y penſa plus. Environ cinq ou ſix ſemaines après le Malade ſe plaignit d'une douleur dans tous ſes os, mais ſur-tout dans le dos, & autour de l'eſtomac, il paroiſſoit fort pâle, les yeux étoient enfoncés, &c. Le troiſiéme jour après ces accidens, c'eſt-à-dire, le Dimanche 22. Mars 1683. il ſe fit donner de l'eau-de-vie brûlée qu'il revomit après s'être mis au lit: il paſſa une nuit fort inquiéte, & le matin il ſe ſentit très-mal; il étoit ſans ſoif, mais il ne pouvoit avaler aucun liquide, ni même sa salive ; ce qui étoit, disoit-il, une mort pour lui. Son Apoticaire lui apporta du *Diascordium*, & une bouteille d'eau cordiale. Il prit le premier, mais il lui fut impossible de boire une seule goutte de la seconde. Ceci s'étant passé le Lundi matin, je vis le Malade à une heure après midi pour la premiére fois. Je lui trouvai le pouls fort lent, & quelquefois inégal ; la peau étoit froide, la langue un peu blanche, mais encore flexible & humide. Je le fis lever du lit pour le faire transporter au grand jour. Se plaignant extrêmement alors de je ne sais quelle douleur ou anxiété dans la région de l'estomac, je lui présentai un peu du cordial ci-dessus ; mais il tressaillit & trembla à son approche. Je voulus ensuite lui faire boire un verre d'eau, dont la seule vûe produisit encore le même effet sur lui. Son estomac se gonfla & s'éleva aussi de la plus étrange maniére : son pouls devint fort tremblant & embarrassé ; je le pressai néanmoins encore de boire ; mais sa frayeur augmentant à mesure que j'approchois la boisson de sa bouche, il retiroit brusquement sa tête, & jettoit sur l'eau un regard hideux, en poussant des soupirs & des cris lamentables. Convaincu alors de la réalité de l'Hydrophobie, j'ordonnai l'ouverture de la veine du bras qui avoit été mordu ; je fis ſcarifier l'endroit de la playe, & appliquer un véſicatoire par-deſſus ; de même qu'un autre à la nuque, un à chaque bras, & un à chaque jambe. Je lui preſcrivis les antidotes ordinaires, tels que la thériaque, la poudre d'écreviſſes, la rhue, l'agaric, &c. pris en bols ; attendu qu'il ne pouvoit rien avaler que ſous la forme ſolide : ce qu'il ne faiſoit même qu'en tremblant, & avec la précaution de lui approcher peu à peu ces remédes de ſa main, dans une cuilliere qu'il portoit enſuite très-doucement lui-même vers la bouche, où il les pouſſoit alors ſubitement, & les avaloit à la maniére goulue des Chiens. Il les prit encore une douzaine de fois de la même façon.

On lui offrit à boire dans la nuit ; mais il ne put regarder la liqueur ſans horreur, & ſans éprouver les mêmes mouvemens dans ſon eſtomac : il aſſûra même qu'auſſi ſouvent qu'il lui arrivoit d'avaler quelque ſalive, il lui ſembloit d'aller expirer. Il paſſa cette nuit ſans aucun repos. Le Mardi matin j'examinai ſon ſang, dont la ſéroſité & le caillot dûement colorés, me parurent dans la proportion ordinaire, & d'une bonne conſiſtance. J'ordonnai de préſenter de l'eau au Malade affligé alors d'une fiévre violente ; mais il nous ſupplia de le laiſſer mourir ſans le tourmenter davantage, puiſque rien ne pouvoit lui cauſer tant de terreur que l'approche de la boiſſon. Je lui perſuadai alors avec aſſez de difficulté de ſe coucher tranſverſalement ſur le ventre, la tête pendante hors d'un des côtés du lit, m'imaginant qu'il lui ſeroit plus aiſé de boire dans cette ſituation, que dans la poſture ordinaire de l'homme, où l'approche de l'eau lui étoit inſupportable. Effectivement il ſouffrit dans cette poſition qu'on mit ſous ſa tête une jatte remplie de petite bierre, qu'il ſaiſit avec des tranſports de joie, nous aſſûrant que la ſeule odeur le rafraîchiſſoit infiniment, & qu'il ſeroit bientôt en état de la boire entiérement. Enſorte que cet homme qui ſe croyoit mourant il n'y avoit qu'un moment, prenant à préſent le ton joyeux, dit pluſieurs choſes tendres & obligeantes à ſon frere, à ſa femme, &c. & loüant beaucoup mon invention, m'en remercia civilement.

Il essaya souvent de porter sa tête vers la boisson ; mais son estomac se soûlevoit toûjours dès qu'il ouvroit les lévres. Enfin il porta sa langue sur la liqueur comme s'il vouloit lapper : mais dès qu'elle touchoit tant soit peu la superficie de la bierre, il la retiroit brusquement, rempli de frayeur. Infiniment délecté cependant de l'idée de cette boisson, il ne vouloit pas permettre qu'on la lui ôtât de dessous la tête ; ou si l'on venoit à l'en éloigner tant soit peu, il la suivoit de l'odorat, en reniflant toûjours. Fort fatigué néanmoins après un certain tems, il demanda qu'on substituât à la petite bierre une jatte d'aîl (*a*), s'imaginant que la foiblesse de la premiére l'empêchoit de boire. Mais recommençant cent fois les mêmes tentatives pour porter sa langue sur cette nouvelle liqueur, dès qu'elle en approchoit, il retiroit sa tête avec la derniére précipitation, sans pouvoir jamais boire. Il resta environ une heure dans cette posture, toûjours dans la cruelle situation de *Tantale*. Nous lui donnâmes ensuite un tuyau de plume, dont tenant un bout dans la bouche, & l'autre dans la boisson, il ne sçut ni ménager ce tuyau,

(*a*) Bierre douce sans houblon.

ni ſucer la liqueur par ſon moyen. Je lui perſuadai alors d'abandonner cette manœuvre, & de ſe recoucher dans la ſituation ordinaire. Peu de tems après mon départ il fut ſaiſi de convulſions, où il écumoit de la bouche, & vouloit mordre tous ceux qui s'approchoient de lui. Après que cette attaque fut paſſée, il prit ſans aucune difficulté un bol d'hellébore qui opéra trois ou quatre fois abondamment. Il avoua ſe ſentir fort ſoulagé par ce reméde ; quoique néanmoins les convulſions reparurent de tems en tems, & furent toûjours accompagnées de la perte des ſens.

Sollicité encore à boire, il ſe remit aſſez promtement dans la premiére poſture, où on lui replaça la jatte ſous la bouche; mais il lui fut toûjours également impoſſible de porter ſes lévres ſur la boiſſon : on lui en mit alors dans la main un gobelet rempli, il l'approcha doucement de la bouche, & voulut jetter bruſquement la liqueur dans le goſier, comme il faiſoit à l'égard de ſes bols ; mais le gobelet heurta contre les dents, & tomba dans la jatte. Le Malade privé juſqu'à préſent de toute évacuation par les ſelles & par les urines, je lui fis donner un lavement ; mais en le rendant, ce qui fut presque d'abord après l'avoir pris, il mourut dans les convulsions. La suppression d'urine, ainsi que le Priapisme incommode dont il se plaignoit, pouvoient être occasionnés par les vésicatoires, aussi-bien que par la maladie.

Voici les Remarques que le sçavant Docteur *Lister* fait sur l'histoire singuliére de cette maladie.

Il est très-difficile, dit-il, de donner aucune raison satisfaisante de cette crainte de l'eau. Ce que *Galien* (*de Theriacâ*) dit du grand désir des Hydrophobes pour cette liqueur, à cause de leur soif insupportable, ne s'accorde point avec notre cas : car l'homme dont il s'agit, nous dit souvent n'être point altéré, ce qui paroissoit aussi par l'humidité & la fléxibilité de sa langue : il conserva aussi toûjours ses sens & sa raison, contre ce qu'avance encore *Galien*. Je ne sçaurois comprendre ce que *Palmarius* entend par le troisiéme paroxysme de l'Hydrophobie; puisque celle dont nous parlons, n'eut aucune intermission depuis le commencement jusqu'à la fin, ce qui fut pendant près de 48 heures. *Dioscoride* traite de cette maladie avec beaucoup de retenue, & d'une maniére à être cru. *Quelques-uns*, dit-il, *ont été guéris par l'hellébore pris dans la premiere atteinte de la maladie : mais il n'en guérit jamais aucun, dès que la crainte de l'eau s'est emparée du Malade.* Ceci s'accorde fort bien avec le cas de notre Malade, que la ſaignée, ni les plus fameux antidotes, ni même l'hellébore, ne purent ſauver, au lieu que la ſaignée faite à M. *Widdow* ſaiſi ſeulement de maux de cœur, de crainte & de tremblement après avoir été mordu depuis un mois par un jeune Chien enragé, le guérit parfaitement.

L'Hydrophobie ſe préſente ſi rarement, qu'on ne ſçauroit l'obſerver aſſez bien dans toutes ſes circonſtances pour en découvrir clairement la nature, ni par conſéquent la méthode curative. Nous hazarderons cependant quelques conjectures, par où nous eſſayerons d'expliquer les ſymptômes de cette terrible maladie.

1°. Nous ſuppoſerons qu'il y avoit dans M. *Corton* quelques-unes des parties organiques, particuliérement la bouche & la langue, transformées en la nature de celles du Chien, ou affectées de la même maniére : enſorte que ce qui lui étoit préſenté dans la poſture droite de l'homme, lui devenoit horrible, & aussi difficile à prendre, qu'il le seroit de faire boire un Chien debout sur ses jambes de derriére. Mais, quoique tourné sur le ventre, il regardât la boisson avec transport, & qu'il en approchât souvent la langue pour lapper à la maniére des Chiens, il ne put cependant jamais porter la moindre goutte de liqueur dans sa bouche, comme s'il y avoit quelque cause intérieure qui l'en empêchât; d'où l'on pourroit penser que les parties employées à la déglutition étoient en convulsion, ou dans le gonflement, si le contraire n'avoit parû par la facilité du Malade à jetter dans sa bouche, & à avaler avec rapidité tout ce qui étoit solide.

2°. Que sa salive étoit envenimée: car aussi souvent qu'il l'avaloit, il sentoit les atteintes de la mort. La terreur qu'il avoit pour les liquides, & la difficulté de les avaler, augmentoient aussi à mesure qu'ils approchoient de la consistance de la salive. Il paroît que cette humeur étoit la plus infectée du venin de la rage. 1°. Parce que la bave seule des Chiens enragés est vénimeuse par l'attouchement, comme l'Histoire nous en fournit plusieurs exemples croyables.

2°. Notre Malade étoit presque semblable à un Chien, quant à la bouche, siége des organes de la salive. 3°. La morsure d'un homme mordu par quelque animal enragé est vénimeuse, & non autrement. Mais on demandera comment il arrive qu'elle infecte la salive, & point les autres humeurs. Je réponds que le sang est indubitablement affecté en partie, comme le démontrent les accidens qui se font sentir avant la crainte de l'eau, qui est cependant le seul véritable symptôme de la rage. Mais le sang comprenant plusieurs liqueurs, le venin de la salive affecte principalement celle où cette derniére a le plus d'analogie.

Voici le troisiéme & dernier cas rapporté par le Docteur *Howman*.

Le Mercredi au soir premier Octobre 1684. je fus appellé, dit-il, pour un Malade de *Norwich*, qui, six semaines auparavant, avoit été mordu à la main droite par un Renard enragé. Il avoit commencé le Samedi d'avant de sentir des douleurs vagues qui ne l'empêcherent pas néanmoins d'aller à l'Eglise le lendemain. Ces douleurs devinrent plus incommodes le Lundi, & encore plus le Mardi; sur-tout à la main droite, au bras, à l'épaule & au dos; le Mercredi il prit, je ne sçai par quel avis, une dose de l'esprit purgatif de cresson, qui lui donna sept ou huit selles qui le rendirent fort foible. Je le trouvai dans cet état, avec la main droite attaquée d'une paralysie commençante, qui lui ôtoit l'usage de cette partie; quoique les douleurs en fussent fort diminuées, ainsi que par-tout ailleurs, excepté à la partie inférieure du dos, où elles se dissiperent aussi bientôt après. Le Malade me dit que ses playes avoient saigné copieusement, & qu'elles s'étoient fermées sans d'autres secours; ni d'autres accidens qu'une petite douleur contractive qui se faisoit sentir de tems en tems dans le bras & dans la main: il me dit aussi qu'il s'étoit cru à couvert de l'Hydrophobie au moyen d'une poudre blanche prescrite par un Apoticaire. La chaleur étoit à présent fort considérable, & le pouls constamment intermittant du côté droit seulement, à chaque cinquiéme ou sixiéme pulsation. Le Malade paroissoit pâle & défiguré, ses yeux etoient étincellans & pleins de feu. Je prescrivis les plus doux anti-spasmodiques & anti-paralytiques, mêlés avec les spécifiques ordinaires de l'Hydrophobie. Le Jeudi matin le Malade ſe plaignit d'avoir paſſé une nuit inquiéte, & d'avoir perdu l'uſage total de la main droite. Son pouls étoit alors beaucoup plus fort que la veille, mais toûjours intermittant du côté droit. Son viſage étoit un peu plus pâle, & les veines fort gonflées comme il arrive dans le cas de la fiévre. Je le fis ſaigner ce jour-là au bras gauche, & lui conſeillai la continuation des remédes déja preſcrits. Le ſang parut bien coloré, mais fort épais. Après que j'eus quitté le Malade, le grand ſymptôme parut, & on appella un autre Médecin en mon abſence, qui ordonna pluſieurs remédes. A mon retour de la Campagne le Vendredi à ſix heures du ſoir, je trouvai la chaleur fort augmentée, & le pouls très-élevé, mais intermittant alors des deux côtés. Si on offroit quelque boiſſon au Malade debout ou aſſis, il treſſailliſſoit, & jettoit bruſquement ſa tête en arriére; mais couché dans ſon lit, & la tête appuyée ſur un oreiller, il avaloit de tems en tems une cuillerée de liqueur, quoiqu'avec beaucoup de peine & de difficulté. Il paroiſſoit alors fort défait & fort maigre, & ſembloit avoir peur de tous ceux qui s'approchoient ſubitement de lui; leur diſant qu'ils l'étouffoient, & lui ôtoient la respiration par leur vîtesse. Il eut toûjours la raison bonne, & même meilleure, selon quelques-uns, que lorsqu'il étoit en santé : sa voix étoit imparfaite & entrecoupée, comme il arrive chez ceux dont la langue & les autres organes de la parole deviennent paralytiques. Je trouvai à dix heures du soir tous les symptômes empirés ; quoique le Malade pût encore marcher d'une chambre à l'autre avec fort peu de secours. Enfin il mourut entre minuit & une heure sans aucun mouvement convulsif, & sans plaintes, ni soupirs, tout comme s'il étoit survenu dans l'instant une paralysie totale.

Nous renvoyons le Lecteur à l'Abrégé des Transactions Philosophiques (*a*) pour l'explication de ces symptômes, & l'exposition d'autres remédes fort estimés en pareils cas ; tandis qu'après tant d'histoires lugubres & tragiques, nous en allons rapporter quelques-unes un peu plus divertissantes. La premiére est de *Philostrate* qui nous dit dans sa Vie d'*Apollonius Tyanæus* (*b*), que ce dernier touché de compassion pour un jeune garçon qui ayant été mordu par un

(a) *Vol. 3. p. 281. &c.*
(b) *Lib. 18. Hist. 6.*

Chien enragé, imitoit toutes les actions & les allures de cet animal; fit assembler les gens de la Ville pour leur ordonner de chercher le Chien qui avoit mordu ce jeune homme: mais après l'avoir assûré qu'ils ne le connoissoient point, & que la morsure avoit été faite à quelque distance de la Ville; il appella un nommé *Damis*, lui décrivit le Chien, & lui dit, qu'il le trouveroit tremblant auprès d'une telle fontaine, tourmenté du désir de boire, sans oser le faire. Vous lui direz, dit-il, seulement à l'oreille que je l'appelle. *Damis* exécute sa commission, & revient avec le Chien heurlant à son côté, lequel se couchant aux pieds d'*Apollonius*, celui-ci lui commande de lécher les playes de l'enfant, qui revint d'abord dans son bon sens, reconnut ses amis, & but de l'eau de fontaine, qui est, dit notre Historien, un reméde contre la rage, pourvû que la personne mordue en ose boire.

2°. Nous pouvons placer dans le même degré de vrai-semblance la relation que *Nicolas Florentin* (*a*) fait d'un bon naturel de Chien, qui, quoiqu'enragé, fut assez obéïssant pour s'aller jetter, selon les ordres de son Maître, dans une ri-

(a) *Serm. 4. Tract. 4. cap. 15.*

viére, à deux milles de-là, & s'y noyer sans avoir blessé personne sur son chemin.

3°. *Sennert* (a) a emprunté une Histoire tragi-comique de *Weinrichius*, qui parle d'une fille, qui effrayée en voyant pendre un Criminel, fut saisie de l'épilepsie. Après avoir pris plusieurs remédes inutilement, elle but, à la persuasion de quelques bonnes femmes, le sang d'un Chat, qu'elles lui vanterent comme un spécifique contre ce mal. Mais elle parut après l'avoir pris comme métamorphosée en la nature de cet Animal; ensorte que tant que dura la violence de la maladie, elle miauloit (le croye qui voudra) sautoit, égratignoit & badinoit comme font les Chats. Mais en voilà déja peut-être trop sur une matiére si ridicule.

Quelques Sçavans pensent que l'Hydrophobie peut être produite sans aucune morsure de Chien enragé, ou d'autre bête vénimeuse. *Marcel Donat* en rapporte plusieurs exemples, *Pierre Salius* en donne un autre, & *Platerus* nous fait part de celui d'une femme qui n'ayant pû entrer dans la Ville, &

(a) *Prax. lib. 6. part. 8. c. 31.*

ayant resté seule toute la nuit dehors ; fut si fort effrayée, que conduite chez elle le matin, elle ne voulut avaler ni vin, ni eau, ni boüillon, ni aucune espéce de liqueur : elle ne pouvoit pas même les toucher, ni en soûtenir la vûe. Enfin elle mourut huit jours après dans ce désordre hydrophobique. *Malpighi* parle aussi d'une femme qui fut saisie de la crainte de l'eau, à l'occasion d'une morsure qu'elle reçut de son enfant, lors d'un paroxisme épileptique.

Nous venons à présent à la morsure de la Vipére, dont le venin, quoiqu'il ne produise pas des symptômes si surprenans que ceux qui sont occasionnés par celui des Chiens enragés, communique néanmoins plus rapidement sa virulence aux liqueurs animales, & excite plus d'orage dans le fluide nerveux en quelques heures, que l'autre dans plusieurs jours, & même dans plusieurs semaines : d'où il est évident qu'il y a une très-grande différence entre ces deux poisons. Mais il est très-difficile, & d'ailleurs hors de notre sujet d'expliquer, si même il étoit possible, en quoi consiste leur nature, ou de quelle espéce de particules leurs sels, ou leurs autres principes sont composés. Les Anciens qui ignoroient

tout

tout comme nous la maniére dont ils agissent sur nos corps, attribuoient cette action à certaines qualités qu'ils nommoient *Occultes*. Aussi, peu instruits de la maniére & du lieu de la sécrétion du venin de la Vipére, ils le croyoient formé de la bile de ce Reptile, & porté aux gencives par des vaisseaux imaginaires.

M. *Redi* en place le siége avec beaucoup plus de vraisemblance dans un suc jaune séparé aux deux côtés du crâne, par certaines glandes, d'où il est porté par un conduit commun dans une vésicule, ou réservoir membraneux situé à la racine de chacune des grosses dents, & dardé de-là avec une certaine force, dans le tems de la morsure. M. *Charas*, qui ne regarde ce suc que comme le véhicule du poison, place celui-ci dans l'orgasme, ou la fureur des esprits de l'animal irrité, ou excité à se venger contre ceux qui l'offensent. Il avance pour prouver son opinion, qu'il a souvent goûté la liqueur jaune contenue dans les vésicules des gencives, sans le moindre accident. Mais comme l'on pourroit lui objecter que l'action de ce suc goûté, ou porté dans l'estomac, peut être émoussée par la salive, ou l'humeur gastrique, & perdre par-là sa qualité nuisible, tandis que mêlé immédiatement avec le sang par la voie de la morsure, les effets en deviennent mortels : il dit, pour prévenir cette objection, qu'il n'avoit pas seulement goûté ce même suc dans des tems où sa bouche se trouvoit excoriée ; mais qu'il l'avoit aussi versé dans les playes de plusieurs animaux, faites à dessein, sans qu'il en eût résulté aucun mauvais effet.

Le Docteur *Mead* adopte avec raison le sentiment de M. *Redi* ; confirmé de plus par d'autres Expériences faites à Paris par le Docteur *Areskin*, sur cette liqueur vénéneuse, qui ramassée, & appliquée sur les parties blessées de différens animaux, produisit chez eux les mêmes effets que si elle avoit été lancée par la Vipére même ; cet Auteur accorde cependant quelque part aux esprits dans la production de ces accidens ; puisqu'il avoüe que ceux-ci peuvent différer dans leur violence selon le dégré de fureur de l'animal, dans le tems de la morsure.

Ce sentiment est mis aussi hors de dispute par les Expériences du Docteur *Francini*, communiquées par M. *Platt*,

& insérées dans les Transactions Philosophiques. Je renvoye le Lecteur pour ce qui regarde l'Anatomie & le poison de la Vipére, aux Ouvrages de ces Auteurs ; tandis que je vais rapporter quelques cas de morsures, avec la Méthode curative. Je commence par les Symptômes, que *Sennert* décrit ainsi.

Premiérement, dit-il, le sang coule tout pur de la playe ; il en sort ensuite une sanie sanguinolente, écumeuse & verdâtre ; non-seulement la partie mordue s'enfle, mais même tout le corps devient rougeâtre, livide, noir, ou verdâtre, selon la différente disposition où se trouvent alors les humeurs. Le Malade ressent une douleur & une chaleur violentes ; il survient quelquefois autour de la playe des pustules livides & *adustes*, accompagnées de vomissemens bilieux, de vertiges, du hoquet, d'une fiévre ardente, de la dysurie, de sueurs froides, du tremblement, de défaillances, de la difficulté de respirer, & d'autres fâcheux symptômes qui enlévent le Malade en peu d'heures, ou au plûtard dans trois jours. Ajoûtez encore à tout cela un pouls fréquent & petit, des douleurs autour du nombril, la jaunisse, &c. mais les signes, tant diagnostics que prognostics, peuvent être encore recüeillis des Histoires suivantes, dont la premiére, fort remarquable, est prise de *Charas* (*a*).

« Un Gentilhomme Étranger, âgé, » dit-il, de vingt-cinq ans, s'étant ren» contré par hazard chez moi un jour » qu'on venoit de m'apporter cinq ou » six douzaines de Vipéres; d'abord il » voulut les voir, & souhaitant de ma » part de satisfaire sa curiosité, je tirai » du baril une de ces Vipéres: il ne » se contenta pas de la voir, mais il la » prit dans sa main, & la tint environ » un gros quart-d'heure, la laissant » tournoyer, & s'entortiller à l'entour » de sa main & de son bras, sans que la » Vipére fit aucun semblant de le mor» dre; il lui lia ensuite le col, & l'ayant » pendue par-là, il l'écorcha, & la » vuida de ses entrailles pour les exami» ner. Je suis assûré qu'il n'auroit pas » évité d'être mordu dès-lors, si la Vi» pére eût été irritée; mais n'ayant pas » été mal-traitée, & se plaisant à res» pirer un autre air que celui du vais» seau où elle avoit été enfermée, elle » se laissa attacher, & ne put aprés

(*a*) Exper. sur la Vipére, ch. 1. p. 64, 65. &c.

» faire le mal qu'elle auroit fait, ſi elle » n'eût été liée.

» Ce fut toute autre choſe le lendemain; car s'étant trouvé chez moi à » l'heure de l'aſſemblée pour mes Expériences, il vit une Vipére ſur la » table, qui avoit été tenue long-tems » avec des pincettes, & qui étoit fort » irritée: il la voulut prendre avec la » main, quoiqu'on l'eût fort exhorté » de n'en rien faire, & qu'on lui eût » repréſenté qu'il avoit déja eu trop de » hardieſſe le jour précédent; il ne l'eut » pas plutôt priſe, qu'elle tourna la » tête afin de le mordre, & elle atteignit d'une de ſes grandes dents crochues, la partie latérale interne du » pouce droit, un peu plus haut que » la ſituation de l'ongle. La piquûre ne » paroiſſoit que comme celle d'une » épingle, elle ne ſembloit même guéres profonde; & nous ne vîmes à la » ſuperficie qu'un fort petit trou, avec » tant ſoit peu de rouge, de ſorte qu'elle » n'étoit connoiſſable que par ſa couleur. Il n'y eut au-deſſus, ni aux environs de ce petit trou, aucune trace » de ce ſuc jaune contenu dans les veſſies qui environnent les groſſes dents, » & qui a coûtume de ſe verſer ſur la

» playe, lorſque la Vipére mord pro» fondément : la piquûre néanmoins » lui cauſa d'abord de la douleur, mais » le doigt n'en fut pas enflé pour lors, » & l'enflûre ne parut que quelques » heures après, comme nous dirons » dans la ſuite.

» On trouva bon de ſcarifier la par» tie, & de faire de fortes ligatures au» deſſus de la morſure, tant pour ar» rêter les effets du venin, que pour en » décharger la partie bleſſée ; mais le » Malade s'y oppoſa, ne croyant pas » d'abord que ſon mal fût de conſé» quence ; & il eut bien de la peine à » ſe réſoudre de ſouffrir quelques ſca» rifications ; après quoi il endura en» core qu'on tînt fort près, & au-deſ» ſus de la morſure, une ſpatule de fer » fort chaude, & réchauffée pluſieurs » fois ; ce qui fut fait, afin de tenir les » pores ouverts, de rappeller & faire » exhaler par-là quelque partie du ve» nin de la morſure : nous fîmes pren» dre cependant au bleſſé deux dragmes » de thériaque dans un demi-verre de » vin.

» Dans moins de demi-quart d'heure » après la morſure, le bleſſé ſentit quel» que débilité, & demanda une chaiſe ;

» il devint en même tems fort pâle, & » son pouls se trouva fort petit, fort » fréquent & fort foible, & même in- » terrompu: ces accidens furent suivis » de mouvemens convulsifs, & de roi- » dissemens de tout son corps, & sur- » tout du col, & des muscles de la tête: » il se plaignoit aussi en même tems » d'une très-grande douleur vers le » nombril: les froideurs parurent aux » extrémités, & même sur tout le visa- » ge qui se trouvoit couvert de petites » sueurs froides: ses lévres étoient tu- » méfiées, sur-tout celle de dessous. » En même tems se trouvant pressé de » ses douleurs autour du nombril, & » sentant que son ventre se vouloit ou- » vrir, il se leva: mais ayant rendu quel- » ques excrémens, il tomba en foiblesse, » & rejetta en même tems par la bou- » che, non-seulement la thériaque qu'il » avoit prise, mais tout ce qu'il avoit » mangé à dîner, qui n'étoit pas en- » core digéré. Nous courûmes à son se- » cours, & le trouvâmes si abbatu, qu'il » lui fut impossible de remonter à la » chambre d'où il étoit descendu. Et » comme son pouls étoit toûjours pe- » tit, profond, fréquent & inégal, & » que ses défaillances étoient conti-

» nuelles, aussi-bien que ses sueurs froi-
» des, on trouva à propos de lui don-
» ner une dragme de poudre de Vipére
» dans de l'eau thériacale & de char-
» don béni, & de lui appliquer un
» grand épitheme de thériaque sur le
» cœur & sur l'estomac; mais il rejetta
» d'abord ce qu'il venoit de prendre :
» quelqu'un voulut aussi lui donner de
» l'orviétan mêlé avec de nouvelle pou-
» dre de Vipére, & il les vomit tout
» de même. Il pria qu'on le mît sur un
» lit, & qu'on lui donnât d'autres se-
» cours. Pendant tout cela il ne man-
» quoit ni de connoissance, ni de bon
» raisonnement, nonobstant la foiblesse
» de son corps.

« Le vomissement ne donnant pas le
» tems aux remédes de porter, ni de
» communiquer leur vertu aux parties
» nobles, on jugea fort à propos de
» recourir au sel volatil de Vipéres,
» parce qu'étant tout propre, à raison
» de sa volatilité, à être prompte-
» ment porté à toutes les parties, mê-
» me les plus éloignées, le Malade en
» pourroit plutôt, & plus à propos res-
» sentir les effets, que de tous les autres
» remédes plus grossiers, lesquels ayant
» été rejettés dès qu'ils étoient entrés

dans son corps, n'avoient pas eu le
» tems d'être réduits en acte par l'esto-
» mac, ni de communiquer leur vertu
» aux parties qui en avoient besoin.

» On fit donc dissoudre une dragme de
» ce sel volatil de Vipéres dans les eaux
» thériacales & de chardon béni, & on
» lui donna environ le quart de ce mélan-
» ge ; il le garda quelque moment, puis
» il en vomit une partie mêlée avec une
» quantité de flegmes fort visqueuses ;
» on lui fit prendre encore une pareille
» quantité du même mélange qu'il garda
» encore quelque peu de tems, & après
» il revomit ce qui en pouvoit être re-
» sté dans son estomac, & parmi cela
» toûjours plusieurs flegmes. On con-
» tinua à lui redonner de ce mélange
» de tems en tems, à mesure qu'il l'a-
» voit revomi ; on lui donna aussi plu-
» sieurs lavemens pour appaiser les dou-
» leurs violentes & obstinées qu'il sen-
» toit à l'entour du nombril.

» Ses lévres étoient toûjours fort tu-
» méfiées, son pouls fort mauvais, &
» les sueurs froides, de même que les foi-
» blesses continuerent aussi fort long-
» tems : mais ayant persévéré dans l'usa-
» ge du sel volatil de Vipéres, son vo-
» missement cessa, & il garda la huitié-

» me prise qui lui avoit été donnée envi-
» ron quatre heures après la morsure : les
» symptômes diminuerent dès-lors, la
» froideur commença peu à peu à se re-
» tirer, & fit place à la chaleur naturelle
» qui parut toute entiére environ cinq
» heures après la morsure; son pouls
» revint, & fut égal & robuste, mais un
» peu émû.

» Ce fut sur les dix heures du soir
» que les accidens les plus fâcheux dis-
» parurent. Le Malade fut heureux dans
» son malheur, d'être secouru promte-
» ment & à propos. Je ne le quittai
» point que ses accidens mortels ne fus-
» sent cessés. Alors on le fit porter à
» son logis, où je l'accompagnai : on
» le mit au lit; & par l'avis de Messieurs
» les Médecins qui le visiterent fré-
» quemment pendant que son mal dura,
» je fis un mélange d'une dragme de
» confection de hyacinthe, d'autant de
» celle d'alkermes, d'une once de si-
» rop de limons, & de quatre onces
» d'eau de chardon béni qu'on lui don-
» na en trois fois, de trois en trois
» heures. On lui faisoit sentir des ci-
» trons, & on lui en donnoit de tems
» en tems de petites roüelles sucrées. Il
» prenoit de bons boüillons, & bûvoit

» de la ptisane faite avec la racine de » scorsonere & la raclûre de corne de » cerf, dans laquelle on mêloit du si» rop de limons ; il bûvoit aussi par fois » un peu de vin, & on dissolvoit de » la confection alkermes tantôt dans » ses boüillons, & tantôt dans sa pti» sane.

» C'est une chose assez remarquable » que pendant tous les grands accidens » qu'il eut, son doigt n'étoit point » changé, & qu'il n'y paroissoit aucune » enflûre ; mais elle commença lors» que les accidens cesserent. Et cepen» dant les douleurs autour du nombril » continuoient, quoiqu'elles fussent tant » soit peu diminuées ; ce qui obligea les » Médecins à lui ordonner souvent des » lavemens : son ventre étoit un peu » tendu, mais non pas enflé ; sa langue » étoit blanchâtre sans être séche ; ses » yeux étoient abbatus & ternis ; son » visage pâle, & les lévres toûjours tu» méfiées.

» L'enflûre du doigt s'étendit la nuit » par toute la main ; on l'oignit plu» sieurs fois d'huile de scorpions com» posée de Mathiole, mêlée avec de » l'eau de la Reine d'Hongrie ; mais » nonobstant cette onction, l'enflûre

» paſſa juſqu'au bras dès le lendemain,
» avec douleur & rougeur, & s'augmen-
» toit à vûe d'œil. On trouva à pro-
» pos de lui appliquer des fomenta-
» tions faites avec les racines d'angéli-
» que, d'impératoire, de carline & d'a-
» riſtoloche, & les ſommités de ſcor-
» dium, de centaurée, d'abſinthe, de
» millepertuis & de calament, boüillies
» dans du vin blanc, & de continuer
» toûjours les onctions de l'huile de
» ſcorpions de Mathiole, parmi ces fo-
» mentations. Quoique cela fût fait bien
» ſoigneuſement, on n'en reconnut pas
» pourtant un grand effet : le Malade
» étoit dégoûté, & même il vomit une
» fois le boüillon qu'il avoit pris; mais
» ce vomiſſement ne continua pas : il
» uſoit toûjours des mêmes remédes in-
» ternes & externes, & des mêmes ali-
» mens; mais bien qu'il ſentît ſes par-
» ties en fort bon état, que ſon pouls
» fût fort égal, & bien remis, qu'il ne
» fût point altéré, & qu'il ne ſentît au-
» cune chaleur, ni aucune douleur en
» tout le reſte de ſon corps; néanmoins
» celle du nombril étoit obſtinée, &
» l'enflûre, la douleur & la rougeur de
» la main & du bras augmentoient
» toûjours, & dès le troiſiéme jour elles

» avoient gagné l'épaule du même cô-
» té, & descendoient sous l'aisselle, sur
» toute la mamelle, & sur toutes les
» parties voisines, & même sur toute
» la région du foye, nonobstant l'usage
» continuel des fomentations & des
» onctions d'huile de scorpions.

» Toutes ces considérations jointes
» à la saison fort chaude où nous étions,
» faisoient appréhender que la gangréne
» ne se mît à ces parties. On crut que
» puisque les remédes extérieurs qu'on
» avoit jugé les plus utiles, n'avoient
» pas un bon succès, il falloit avoir re-
» cours aux internes; c'est ce qui porta
» les Médecins à lui faire donner le soir
» du troisiéme jour, une dragme de ra-
» cine de contrayerva en poudre, dis-
» soute dans des eaux cordiales, avec
» autant de confection d'alkermes; mais
» on ne reconnut aucune diminution ni
» de la rougeur, ni de l'enflûre, ni de
» la douleur; au contraire nous remar-
» quions que l'enflûre sembloit vouloir
» gagner le côté gauche.

» Après avoir bien examiné toutes
» choses, on trouva très-nécessaire de
» revenir à l'usage du premier reméde
» interne qui avoit porté le plus grand
» coup, & qui avoit manifestement

» opéré ; je veux dire du ſel volatil de
» Vipéres. C'étoit le matin du quatrié-
» me jour après ſa morſure. On lui don-
» na donc une demi-dragme de ce ſel
» volatil, diſſoute dans quatre onces
» d'eau de chardon béni, & on le fit
» bien couvrir pour lui provoquer la
» ſueur ; le remédc opéra conformé-
» ment à notre eſpérance & à nos dé-
» ſirs ; non-ſeulement le Malade ſua
» très-copieuſement, mais il reçut un
» amandement très-conſidérable en tous
» les maux qui lui reſtoient : ſa douleur
» umbilicale n'étoit preſque plus ſen-
» ſible, l'enflûre de ſes lévres, & celle
» qui étoit ſurvenue à la région du
» foye, à la mamelle & ſous l'aiſſelle
» diſparurent, & celle de l'épaule, du
» bras & de la main fut beaucoup di-
» minuée ; de même que la douleur &
» la rougeur. On jugea de-là qu'aſſûré-
» ment on viendroit à bout de tout le
» reſte ; & pour y parvenir on donna au
» Malade le lendemain matin une pa-
» reille doſe du même ſel de Vipéres,
» qui le fit ſuer de nouveau fort abon-
» damment. La douleur du nombril
» ceſſa tout-à-fait, l'enflûre de l'épaule
» s'en alla entiérement, celle de tout
» le bras & de toute la main fut encore

» beaucoup diminuée, de même que » la douleur & la rougeur; & pour ne » pas laiſſer la cure imparfaite, encore » que le Malade ſe trouvât en un fort » grand amandement, on lui redonna » encore le jour ſuivant une pareille » doſe du même ſel, qu'on rëitéra mê- » me le jour d'après pour la derniére » fois; en ſorte que ce remède diſſipa » toute l'enflûre, toute la rougeur & » toute la douleur du bras, de la main » & du doigt même, où on ſe contenta » d'appliquer une petite emplâtre pour » cicatriſer les inciſions qu'on y avoit » faites, & qui furent conſolidées trois » ou quatre jours après. Ce qui n'em- » pêcha pas le Malade de ſortir & de » vaquer à ſes affaires; de même que » s'il n'eût jamais été mordu de la Vi- » pére.

» Ceux qui liront cette Hiſtoire, & » qui en examineront bien toutes les cir- » conſtances, les divers & ſurprenans » accidens cauſés par la morſure de cet- » te Vipére, & l'action puiſſante des » remédes dont on s'eſt ſervi pour les » ſurmonter, y trouveront un ſujet très- » ample pour exercer leurs raiſonne- » mens, & jugeront bien que nous a- » vons eu ſujet de rechercher exacte-

» ment, comme nous avons fait, tou-
» tes les parties de la Vipére, pour les
» bien connoître, & pour en bien sça-
» voir les effets; de faire un grand
» nombre d'expériences sur toutes les
» parties, & en toutes occasions, & de
» nous appliquer à la préparation des
» remédes merveilleux qui se peuvent
» tirer du corps de cet Animal.

» L'effet tout extraordinaire de son
» sel volatil, en arrêtant & en surmon-
» tant en premier lieu le venin qui exer-
» çoit si violemment sa tyrannie sur la
» chaleur naturelle & sur toutes les par-
» ties nobles, & qui sans doute en eût
» tout-à-fait triomphé; l'activité, la pé-
» nétration & la force de ce même sel
» allant trouver ce venin, & le chas-
» sant des parties les plus éloignées du
» corps, où il s'étoit fortifié, & d'où il
» tâchoit de regagner la place qu'il a-
» voit perdue, & où cependant il sem-
» bloit, s'il faut ainsi dire, se moquer
» des remédes ordinaires les plus puis-
» sans : tout cela, dis-je, est assez suf-
» fisant pour le faire admirer; & on
» avoüera sans doute que les maux que
» la Vipére peut faire, & que presque
» tout le monde peut éviter, ne sont
» rien au prix d'un tel reméde, que la

» même Vipére peut fournir, & qui » peut servir non-seulement pour guérir » sa morsure, mais pour surmonter une » infinité de maladies rebelles, contre » lesquelles les remédes communs ne » peuvent rien. »

Lorsque Charles IX. étoit à *Montpellier*, j'allai, dit *Paré*, chez un Apoticaire nommé *de Farges* qui dispensoit alors la Thériaque. Je le priai de me faire voir les Vipéres qu'il devoit mettre dans la composition; il me les fit apporter enfermées dans un vaisseau de verre, où il les gardoit. En ayant pris une pour voir ses dents placées à la mâchoire supérieure, & couvertes d'une petite membrane, où elle garde son venin; je fus mordu au bout du doigt indice entre l'ongle & la chair; j'y sentis d'abord une douleur extrême, tant à raison de la sensibilité de la partie, qu'à cause de la malignité du venin: je me serrai alors fortement le doigt autour de la playe afin de faire sortir le sang & le poison, & empêcher celui-ci de se répandre dans la masse des humeurs; j'appliquai ensuite sur la morsure du cotton trempé dans une dissolution de vieille thériaque faite dans l'eau de vie, & je fus guéri dans peu de jours par ce ſeul remede. Certains ſe ſervent d'ail pilé, & appliqué ſur la bleſſure; d'autres d'un cataplaſme fait avec la farine d'orge, les crotes de chévre, & le vinaigre; d'autres enfin lavent la partie mordue avec le vinaigre, le ſel & le miel. *Galien* dit dans ſon Livre de la Thériaque, qu'on peut attirer le venin de la morſure de la Vipére en y appliquant la tête de ce Reptile; d'autres y mettent la Vipére entiére bien pilée.

Le même Auteur rapporte que *Mathiole* avoit vû un Païſan, qui ayant coupé, en fauchant, une Vipére en deux, prit, la croyant morte, la partie où reſtoit la tête: mais le Reptile irrité le mordit cruellement à un de ſes doigts. Le bleſſé l'ayant d'abord porté à la bouche, comme c'eſt la coûtume, pour en ſucer le ſang & le venin, il tomba mort ſur le champ. Cette cataſtrophe devroit, ce ſemble, nous ôter la curioſité d'éprouver par cette voie, la nature & les effets de ſemblables poiſons; car quoiqu'il arrive que certaines perſonnes puiſſent être à couvert des ſuites fâcheuſes du venin par une diſpoſition particuliere des humeurs, ou de la ſalive propre à émouſſer l'action des ſels vénéneux, on voit cependant qu'ils produiſent chez d'autres, qui ne ſe trouvent pas dans les mêmes circonſtances, les plus tragiques ſymptômes. Je pourrois donner ici, à cette occaſion, l'exemple de deux perſonnes qui perdirent, je ſuis ſûr, la vie pour avoir goûté l'humeur qui couloit d'un cancer à la mamelle; tandis que d'autres qui eurent la même curioſité, n'éprouverent aucun fâcheux accident.

Le venin de la Vipére eſt ſi rapide dans ſes effets, que quelques Auteurs ont propoſé de lier immédiatement la partie au-deſſus de la morſure, pour en arrêter le progrès; tandis qu'on procure par les ſcarifications faites à la playe, la décharge du venin, ou qu'on emporte la jointure, avant qu'il ſe communique plus loin. Ainſi *Galien* (*a*) rapporte que lorſqu'il étoit à *Alexandrie*, un homme ayant été mordu au doigt par une Vipére, il le lia d'abord fortement au-deſſus de la morſure, & courut enſuite chez un Médecin de ſa connoiſſance qui le lui coupa, & lui évita par-là ſans le ſecours d'autres remédes, les ſymptômes ordinaires de ces ſortes de bleſſures.

(a) *Lib. 3. de loc. affect.*

J'ai connu un autre homme, continue le même Auteur, qui ayant eu un doigt mordu par une Vipére en taillant la vigne, se le coupa sur le champ avec sa serpe : il se cicatrisa ensuite fort bien, & le blessé fut guéri sans prendre aucun remede pour prévenir le danger. Mais si l'on n'en vient pas d'abord à ce promt expédient pour arrêter le progrès du venin, ou qu'on ne fortifie pas les esprits contre sa contagion par les alexipharmaques convenables, la malignité du poison a bientôt réduit le Malade dans l'état incurable. *Brassavole* (*a*) dit avoir vû une personne mourir dans trois heures de la morsure de la Vipére, ayant tout le corps couvert de taches jaunes, rouges & noires. *Amat* parle de deux garçons, qui rencontrant une Vipére dans leur chemin, un d'eux se vanta de pouvoir la prendre sans aucun danger, mais l'autre le défiant d'oser le faire, le simple jeune homme, sensible à ce défi, mit ce Reptile dans sa main, où il ne le tint pas long-tems sans être mordu à un doigt : l'ayant d'abord porté à la bouche pour sucer le sang qui en couloit, il mourut bientôt après malgré tous les secours qu'on pût lui donner. Le même

(*a*) *Comm. ad Aphor. 62. lib. 4. Hipp.*

Auteur rapporte l'Histoire d'une pauvre fille qui fut mordue au pied droit en allant porter des provisions à des Moissonneurs : sa mere, qui étoit avec elle, la ramena sur le champ à la Ville; & pensant en chemin à ce qu'il seroit nécessaire de faire d'abord, il lui vint dans l'esprit, pour arrêter le progrès du venin, de lier la jambe au-dessous du genou. Lorsque trois heures après la blessée fut conduite chez *Amat*, il paroissoit déja sur le membre plusieurs taches rouges & livides, dont quelques-unes s'étendoient jusqu'à la cuisse. La Malade avoit vomi beaucoup de bile, & étoit saisie à présent d'un grand tremblement, de vertiges & du délire. J'ordonnai d'abord au Chirurgien, continue l'Auteur, de scarifier la partie mordue, & celles des environs, aussi profondément que leur nature pourroit le permettre, & d'y appliquer ensuite des ventouses. Il en sortit une grande quantité de sang noir & de sanie virulente. J'ordonnai aussi de faire des scarifications sur toute la jambe, & de la laisser saigner jusqu'à ce que l'hémorrhagie s'arrêteroit d'elle-même; après quoi on appliqua sur la morsure un mélange d'ail & de thériaque, & la Malade avala trois dragmes de cette derniere, dissoute dans cinq onces de vin pur, lui défendant en même tems de dormir, autant qu'il lui seroit possible. Quatre heures après elle prit une panade boüillie avec de l'ail. Quoique le tremblement continuât encore le lendemain, il n'étoit cependant pas si considérable, non plus que le resserrement de cœur. Je lui ordonnai ensuite de prendre à jeûn quatre onces de suc de frêne dans sa boisson; Reméde qui l'emporte dans ces cas, sur tous les autres antidotes, comme je le remarque, dit notre Auteur, dans mes Commentaires sur *Dioscoride*. Le topique ci-dessus fut continué pendant trois jours, la Malade bûvant en même tems ainsi que les jours suivans, le suc de frêne. Ces secours dissiperent entiérement le tremblement & le délire; mais les scarifications faites aux environs de la playe paroissoient noires, & fournissoient encore une espéce de sanie huileuse. Ceci me détermina à les faire panser avec un onguent fait avec les crotes de chévre, la poudre de baïes de laurier, un peu d'euphorbe, & la quantité suffisante de vin, qu'on appliquoit par-dessus étendu sur des morceaux de linge. Ce reméde continué pendant quatre jours procura fort bien la décharge de la ſanie. On ſe ſervit enſuite de l'onguent ſuivant :

Prenez de la poudre d'ariſtoloche ℥ij. de l'aſphodele & de la bryone auſſi en poudre, de chacun ℥j. du galbanum & de la myrrhe, de chacun ℥ß. de l'huile de laurier & de la cire, ce qu'il en faut pour former un onguent, dont on panſera les playes deux fois par jour.

Les ſcarifications furent panſées & tenues ouvertes pendant près d'un mois avec ce reméde, dans la vûe de procurer plus ſûrement la décharge totale du venin, au moyen de cette prolongation. Enfin on les cicatriſa avec le *Baſilicum*, & la jeune fille fut parfaitement guérie.

Schenkius (*a*) rapporte qu'un Berger voyant à côté d'une haïe une Vipére roulée qu'il crut morte, il la prit au bout de ſon bâton, & la jetta quelque tems après; ayant enſuite porté par mégarde ce bâton à la bouche, il ſurvint dans la nuit (ſi grande eſt la ſubtilité du venin de ce Reptile) une inflammation conſidérable aux lévres, accompagnée

(a) *Lib. 7. Obſ. 10.*

d'une fiévre ardente ; sur quoi il consulta un Médecin qui le guérit comme par miracle au moyen du seul suc de *Galega* ; plante que l'Auteur remarque être fort commune dans le Païs.

Parmi les propriétés attribuées à l'urine par *Dioscoride*, *Avicenne* & quelques autres Anciens, elle a été regardée comme un des antidotes du venin de la Vipére. Pour preuve de cette qualité, *Zacut* (*a*) rapporte l'Histoire suivante. Appellé, dit-il, pour une fille qui trois heures après avoir été mordue d'une Vipére au petit doigt du pied gauche, eut le genou enflé, avec une noirceur considérable, accompagnée de la fiévre, de la soif, & du délire de tems en tems, j'ordonnai d'abord des scarifications sur les parties, & y fis appliquer ensuite les ventouses, dans la vûe d'attirer le venin : je lui fis prendre en même tems de la thériaque, & fis oindre la région du cœur avec l'huile de scorpions de Mathiole : Elle prit aussi le suc d'ail avec du vin ; les parties scarifiées furent pansées avec les crotes de chévre, la thériaque & le jus d'oignons, appliqués en forme d'emplâtre. Elle usa encore du suc de frêne si vanté

(a) *Prax. admir l. 3. obs. 94.*

dans

dans ces ſortes de cas par *Paulus* & *Ruellius*. Malgré tous ces remédes continués pendant quinze jours, la ſanie coulant encore des parties ſcarifiées, & les ſymptômes n'étant point diminués, je me bornai au ſeul uſage interne & externe de la thériaque, comme l'unique alexipharmaque crue capable de combattre le venin de la Vipére, ſelon que *Galien* (*a*) dit l'avoir éprouvé ſur lui-même & ſur pluſieurs autres perſonnes. Mais ce remède ſe trouvant auſſi dépourvû de ſuccès, j'eus recours à l'urine, dont deux onces de celle d'un jeune homme priſe chaude & toute récente avec un peu de ſucre, pendant huit matins de ſuite, guérit entiérement le Malade : on voit par-là, dit l'Auteur, que ce remède n'eſt point à mépriſer ; Galien lui-même, quoiqu'il l'appelle dans un endroit, *Auxilium abominabile & execrandum*, l'a recommandé ainſi que d'autres grands Médecins, dans des occaſions preſſantes.

S'il m'étoit permis de dire mon ſentiment ſur la Relation précedente, je ſerois fort porté à croire, que, quoique les ſymptômes n'euſſent pas entiérement diſparu avant l'uſage de l'urine,

(a) *Lib. 3. de loc. affect. cap. 8.*

l'action du venin étant cependant amortie & réprimée alors par les premiers secours, on devroit leur attribuer la principale part dans la cure. Mais que la chose soit ainsi ou non, je ne voudrois assûrément pas commettre ma vie à un tel reméde, quelques grandes loüanges que lui ayent donné *Avicenne*, *Rhasis*, *Pline*, *Mercurialis*, *Placentius*, *Duncan*, *Bornet*, & quelques autres.

Santes de Ardoynis (*a*) prétend que le *Costus* pris depuis demi-dragme jusqu'à une dans du vin d'absinthe, ou dans une décoction de la même plante, est le seul antidote contre le venin de la Vipére. *Dioscoride* prescrit la presure de liévre, l'ail, les porreaux & les oignons. *Sennert* place parmi les antidotes simples les racines d'asphodele, de tormentille, de gentiane, de bryone, d'aristoloche ronde, & la terre sigillée, mêlés, ou pris séparément, à la dose d'une dragme dans un verre de bon vin vieux, ou, ce qui est mieux, avec un peu de suc de rhue. *Fracastor* (*b*) rapporte ce qui suit de l'effet d'un de ces simples, quoiqu'appliqué uniquement sur les parties externes. Quelques Païsans

(a) *Lib. 6. cap. 1. de Ven.*
(b) *Lib. 3. cap. 2. de Morb. contag.*

ayant été mordus en coupant des herbes, par une Vipére cachée au-dessous, les parties blessées enflerent sur le champ; mais y ayant appliqué d'abord l'herbe de tormentille, il ne survint point d'autres accidens.

Mais tous ces remédes, & même les pierres de serpent (ainsi appellées du pouvoir qu'on croit qu'elles ont d'imbiber le venin, exactement appliquées sur la morsure) dont il a été envoyé quelques-unes de l'Isle de *Java* à la Société Royale, par le Chevalier *Vernatti*, sont fort au-dessous des préparations de la Vipére, telles que sa chair, ses boüillons, ses infusions dans le vin, sa poudre, ses trochisques, &c. mais sur-tout son sel volatil extrait chymiquement, qui donnés à tems intérieurement, tandis qu'on applique sur la morsure l'huile préparée selon la méthode de *Charas*, deviennent les plus grands antidotes: L'application de la graisse de Vipére, mentionnée par le Docteur *Mead*, sera encore probablement plus efficace que son huile. Voilà comme il arrive que la plûpart des animaux vénimeux portent avec eux leur propre contre-poison, appliqués même uniquement sur l'endroit mordu, d'où ils attirent la malignité par une espéce de sympathie, comme on l'a fréquemment observé à l'égard de l'huile de scorpions, ou du scorpion même écrasé, & mis sur sa piquûre.

Mathiole vante beaucoup une eau de son invention, qu'il donne comme un antidote réel tant contre la morsure de la Vipére, que contre toutes les espéces de poisons. Il prétend que la grande vertu de cette eau lui avoit été confirmée par mille expériences, & plus particuliérement par le cas de deux personnes mordues de la Vipére ; qui étant sur le point d'entrer dans la barque de Caron, leur voyage fut différé par un petit coup de cette liqueur : mais laissant-là ce burlesque de l'Auteur, nous renvoyons ceux qui seront curieux de connoître cette composition bézoardique à ses Commentaires sur la Préface du Livre sixiéme de *Dioscoride*.

Nous conclurons ce que nous avons à dire sur la morsure de la Vipére, par la triste Relation d'un accident arrivé à un de nos Compatriotes (*a*). M. *Richard Bourdet* Marchand Anglois à *Alep* fut mordu au poignet gauche par un

(*a*) Abrégé des Transact. Philosoph. vol. 2, p. 813.

ſerpent le 4. d'Octobre 1678. Incontinent après les morſures, qui ne paroiſſoient d'abord que comme deux piqûres d'épingle, le bleſſé fut ſaiſi du vomiſſement, & le poignet & la main commencerent à s'enfler : il fit néanmoins aiſément deux milles à cheval pour ſe rendre chez lui : Arrivé dans ſon appartement, il dit qu'il avoit été mordu par un Rat, & ne voulut point avoüer que ce fût par un Serpent, quoiqu'un Turc, qui paſſoit alors par hazard, aſſûra qu'il avoit vû ce Reptile pendu à ſon poignet, comme le bleſſé ſortoit ſa main d'un clapier, comptant d'y prendre un Lapin qu'il y avoit chaſſé. Il ne ſentoit, diſoit-il, aucune douleur, mais une grande inclination au ſommeil. Son bras continua à s'enfler, & devint noir. On employa d'abord quelques petits remédes en attendant que le reſte de la factorerie retournât, & alors on commença à ſcarifier & à ventouſer le bras : Il ne ſe plaignoit encore d'aucune douleur ; mais le grand aſſoupiſſement continuant toûjours, on le tint éveillé pour lui faire employer le peu de tems qu'il avoit à vivre à ſe préparer à la mort, ce qu'il fit de la maniere la plus édifiante. Enfin l'enflûre parvint juſqu'à l'épaule ; alors il se plaignit beaucoup, & mourut un quart-d'heure après. Il avoit été mordu environ sur les dix heures du matin, & il expira sur les trois heures de l'après-midi. Son corps s'enfla beaucoup, & se vuida après la mort. Ce Serpent étoit de la longueur des Serpens ordinaires ; sa peau d'une couleur rougeâtre foncée, parsemée de taches noires : ses deux grandes dents ressembloient à celles de la mâchoire supérieure du Serpent à sonnette ; son poison étoit dans les gencives. Toutes les fois que ces espéces de Reptiles font venir du sang par leur morsure, la mort est certaine, quoique plus ou moins prompte selon les parties mordues. Les gens du païs disent, que si, dès qu'on est mordu on suce la playe, on peut en guérir : mais il faut auparavant avoir la précaution de frotter les dents & les gencives avec de l'huile, & cracher d'abord ce qu'on a sucé, lavant la bouche chaque fois, & refrottant les mêmes parties comme la premiere fois. Un Chien mordu au bout de l'oreille par un de ces Serpens, mourut dans huit minutes : deux jeunes dindons mordus au bout d'une de leurs griffes, moururent aussi en trois ou quatre minutes.

On empoiſonna enſuite ce Serpent avec de l'huile de tabac qu'on avoit fait paſſer par le tuyau d'une pipe fort uſée, & qui n'avoit pas été nettoyée depuis une ou deux ſemaines : il mourut dans deux ou trois minutes, commençant à trembler dés que l'huile eût été miſe dans ſa gueule.

Les Anciens croyoient fauſſement que le mâle de la Vipére faiſoit deux piquûres, & la femelle quatre, dans le tems de leur morſure; au lieu qu'on ſçait par l'anatomie de ces animaux, que le nombre des dents en eſt incertain dans les deux ſexes, y en ayant quelquefois ſix ou ſept de chaque côté de la mâchoire, comme le remarque le Docteur *Mead*; outre quelques-unes plus petites, & une, deux ou trois de plus grandes de chaque côté, fixées perpendiculairement dans le premier os de la mâchoire ſupérieure. Les Vipereaux ſont originairement pourvûs de ces dernieres dents, afin d'être en état de ſaiſir & de tuer leur proye dès qu'ils ſont venus au monde.

Les Crapauds ſont encore communément placés par les Auteurs, parmi les animaux vénimeux, quoique leur venin différe très-probablement ſelon la chaleur & le climat des endroits où ils ſe trouvent. Certains croyent qu'il n'y a pas autant de ſujet de les craindre chez nous que nous le faiſons, puiſque l'on y a vû des perſonnes fort familiéres avec eux, & qui, après en avoir mangé, ont dit qu'ils étoient auſſi délicats que les grenoüilles : mais que la folie de ces ſortes de gens, (qui par quelque circonſtance, ou diſpoſition particuliére, comme un eſtomac plein auparavant, &c. ont échapé aux accidens) ne pouſſe pas les autres à prendre la même liberté, crainte qu'ils ne payaſſent auſſi cher pour leur extravagance que le fit, il y a quelques années, une perſonne de ma connoiſſance, qui ayant tenu pendant quelque tems la tête d'un de ces animaux dans ſa bouche, eut la même nuit & le jour ſuivant, ſoit par la morſure, ou la ſeule bave, les lévres & la langue ſi enflées, qu'il ne put, de pluſieurs jours, prononcer aucun mot diſtinctement; la tumeur & l'inflammation du goſier & des muſcles qui ſervent à la déglutition, le mirent d'ailleurs en danger de perdre la vie, faute de pouvoir avaler la nourriture néceſſaire.

M. *Redi* parlant de quelques perſonnes qui ont mangé des Crapauds ſans accident, ajoûte que, quoiqu'il puiſſe arriver qu'ils ne ſoient pas vénimeux dans leur entier; cependant quelqu'une de leurs parties remuée & miſe en action, peut le devenir, appliquée extérieurement : il en donne un exemple dans un jeune garçon, qui ayant bronché contre un Crapaud, & lui jettant enſuite des pierres, il réjaillit par hazard ſur ſes lévres quelque goutte de l'humeur de l'animal écraſé : ſur quoi elles enflerent juſqu'à deux fois la groſſeur du pouce ; état qu'elles ont retenu depuis par la négligence du jeune homme à avoir recours aux remédes convenables. *Abrégé des Tranſact. Philoſoph. vol. 2. p. 797.*

Santes de Ardoynis (*a*) rapporte que venant de *Bologne* où il avoit pris depuis peu le grade de Docteur, il rencontra un jeune homme qui ayant tué un gros Crapaud avec ſa lance (on ne ſçait point par quelle voie le venin fut communiqué) fut ſaiſi d'un engourdiſſement univerſel, accompagné d'un ronflement de deux jours, ſans aucune apparence de pouls. Si j'en avois ſçû, dit ce Médecin, autant alors qu'à préſent, je ne doute point que je n'euſſe pû guérir ce

(a) *Lib. 4. c. 7. de Ven.*

jeune homme : nous pouvons inférer de-là que le Malade mourut.

Nous avons un cas aussi surprenant que celui-là dans ce que *Ferdinand Ponzettus* (*a*) raconte d'une personne qui transperçoit avec un roseau tous les Crapauds qu'il trouvoit sur ses terres, & les jettoit ensuite dans le grand chemin. Venant dîner chez lui après cette expédition, il revomit tous ses alimens jusqu'à ce qu'il s'avisa de les porter à la bouche avec la main qui n'avoit pas tenu l'instrument. *Mizaldus* rapporte une Histoire encore plus tragique dans sa premiére Centurie, où il parle d'un homme qui folâtrant avec sa Maîtresse dans un jardin, près d'un grand carreau de sauge, en arracha quelques feuilles, dont venant à frotter les dents & les gencives, il tomba mort aussi-tôt; la jeune Demoiselle fut conduite devant le Magistrat sur le soupçon qu'elle avoit empoisonné son Amant, elle soûtint qu'il n'avoit fait que frotter ses dents avec des feuilles pareilles à celles qu'elle avoit apportées avec elle, & dont, remplie de désespoir, elle se servit devant le Juge de la même maniere, & avec un événement également fatal.

(a) *Lib. 3. c. 12. de Ven.*

Sur quoi le Magiſtrat ayant ordonné d'arracher la ſauge, & de la brûler, on déterra en foüiſſant, un gros Crapaud; animal qu'on dit aimer beaucoup cette plante : ce que, dit notre Auteur, auroit dû conſidérer auparavant celui qui a écrit ce vers:

Cur moriatur Homo, cui Salvia creſcit in horto?

Quoique les Crapauds n'ayent point de dents, dit *Paré* (*a*), cependant ils preſſent ſi fort avec leurs gencives dures & raboteuſes, la partie qu'ils ſaiſiſſent, qu'ils expriment leur venin dans ſes pores; lequel ſe répand de-là dans tout le corps: d'ailleurs ils le jettent par leur urine, leur bave, ou leur vomiſſement ſur les herbes, mais principalement ſur les fraiſes dont ils ſont fort friands: d'où on ne doit pas être ſurpris ſi pluſieurs ſe ſont donné par-là une mort prompte Cet Auteur en rapporte un triſte exemple dans deux Marchands, qui ſe promenant dans le jardin d'un cabaret, où ils devoient dîner près de *Toulouſe*, cueillirent quelques feuilles de ſauge qu'ils mirent dans leur vin ſans être lavées: mais avant qu'ils euſſent fini de

(a) Liv. 21. chap. 31.

dîner, ils furent saisis de vertiges, perdirent la vûe, tomberent en défaillance, & dans les convulsions, ils bégayoient, avoient la langue noire, le regard hideux, des sueurs froides avec un vomissement continuel, enflerent beaucoup, & moururent peu de tems après. L'hôte & tous ceux qui étoient alors dans la maison, ayant été pris, sur le soupçon d'empoisonnement, ils protesterent qu'ils étoient innocens, & affirmerent qu'ils avoient tous bû & mangé des mêmes choses que les défunts, excepté qu'ils n'avoient point mis comme ces derniers, de sauge dans leur vin: alors le Juge fit appeller un Médecin pour lui demander si l'on pouvoit empoisonner la sauge; il répondit affirmativement, & dit qu'il falloit, pour tâcher d'éclaircir la chose, se transporter au jardin pour voir si l'on pourroit découvrir quelque bête vénimeuse qui pût avoir jetté son venin sur cette plante. Cette conjecture fut effectivement vérifiée par la découverte d'un grand nombre de Crapauds logés dans un trou sous la sauge; d'où on les fit sortir en jettant de l'eau chaude tout autour. Ceci doit nous apprendre, continue l'Auteur, à ne manger ni herbes, ni fruits, qu'ils n'ayent été bien lavés auparavant.

Paré défend aussi de manger des grenoüilles dans le mois de Mai, parce qu'on croit qu'elles frayent alors avec les Crapauds.

Baccius (*a*) observe que toute une famille ayant mangé des grenoüilles, un d'eux mourut ce jour-là même, parceque cette personne se trouvant alors l'estomac vuide, les sucs dépravés de ces insectes furent immédiatement portés dans les vaisseaux, au lieu que se mêlant chez les autres avec les alimens qu'ils avoient pris auparavant, ils furent rejettés en partie par le vomissement, & en partie par un cours de ventre abondant, avant d'avoir eu le tems de pénétrer dans la masse des humeurs. C'est ainsi, dit cet Auteur, que nos Charlatans munissant leur estomac de matiéres grasses & huileuses avant que d'avaler leurs poisons devant le peuple, en éludent l'action jusqu'à ce qu'ils trouvent l'occasion de se retirer pour les revomir. Il y a même des personnes qui par une certaine singularité de tempérament, ou leur habitude à manger des plantes & des animaux vé-

(a) *Prolegom. Ven. & Antidot. p. 38. 39.*

nimeux, peuvent ſans de ſemblables défenſifs, les digérer ſans accident, & en faire même une nourriture ſaine. *Théophraſte* remarque, à cette occaſion, qu'il y avoit des gens dans la *Thrace*, qui mangeoient des poignées d'hellébore blanc. *Mercurialis* parle d'un homme qui pouvoit prendre quatre onces de cigüe à la fois ſans s'incommoder. Les Turcs uſent auſſi de beaucoup d'opium & de noix vomique ſans danger. M. *Ramſey* dit avoir connu un Gentilhomme de la Cour de Charles I. qui mangeoit familiérement des Crapauds cruds, & tels qu'il les trouvoit, ſans le moindre inconvénient; ce qui ne s'accorde point avec ce que dit *Paré*, qui prétend que leur venin ne tue pas ſeulement pris intérieurement, mais même répandu ſur la peau, à moins qu'on ne lave promptement l'endroit avec de l'urine, ou de l'eau ſalée.

Les accidens du venin du Crapaud ſont, ſelon le même *Paré*, la jauniſſe & l'enflûre de tout le corps, la difficulté de reſpirer, les vertiges, les convulſions, les ſueurs froides, la ſyncope, &c. *Sennert* joint à ceux-là la pâleur, le vomiſſement, l'écoulement de la ſemence, la chûte des cheveux, & quelquefois celle des dents, avec un grand engourdiſſement, ſelon *Haffenreffer* ; ſymptômes qu'on croit être occaſionnés, non-ſeulement par l'urine, la bave, ou le vomiſſement de l'animal, mais même par ſa ſeule haleine, ſi l'on ſe tient trop près.

Quant à la cure; ſi le venin a été reçu intérieurement, on propoſe le vomiſſement & les lavemens convenables pour en procurer d'abord la décharge; après quoi on en vient aux alexipharmaques ordinaires, tels que la thériaque, ou le mithridat, diſſous dans un verre de bon vin; par où le Malade peut être diſpoſé à la ſueur : d'autres conſeillent dans la même vûe, un fort exercice, ou le bain chaud. Le traitement externe propoſé par *Sennert* eſt aſſez ſemblable à celui de *Paré ;* ordonnant comme celui-ci de bien laver la partie avec l'urine humaine, ou l'eau ſalée, & de l'oindre enſuite avec l'huile d'œufs, ou l'huile-roſat. Les antidotes renommés ſont les ſucs de betoine, de plantain, d'armoiſe, &c. *Pline* dit que le cœur & la rate des Crapauds réſiſtent à leur venin. D'autres s'imaginent que l'animal écraſé, ou quelqu'une de ſes parties, appliquée extérieurement attirent le venin par ſympathie.

Rondelet attribue dans ſon Traité des Poiſſons, les mêmes qualités nuiſibles au Crapaud, qu'aux autres animaux vénimeux ; quoiqu'il diſe qu'il mord rarement, communiquant ſur-tout ſon venin par l'urine, ou par ſa bave, ou même ſon haleine. Les herbes infectées par les mêmes cauſes ſuffiſent auſſi, ſelon le même Auteur, pour donner la mort à ceux qui les mangent.

Haffenreffer aſſûre que les morſures & les piquûres des autres Reptiles en général doivent être traitées à peu près comme celles de la Vipére, & de toutes les eſpéces de Serpens. La bave, l'urine, ou toute autre corruption du Crapaud, doit être, dit-il, d'abord emportée avec l'eau ſalée, ou l'urine humaine ; ou ſi le venin a été pris intérieurement, il veut qu'on en procure l'expulſion par le vomiſſement, après quoi il loüe beaucoup, pour diſſiper tous les ſymptômes, la confection de ſoufre décrite par *Serapion* de la maniére ſuivante :

Prenez du ſoufre, des ſemences de juſquiame blanche & de cardamome, du ſtyrax & de la myrrhe, de chacun ℥j.

de l'opium & du safran, de chacun ℨij. *du* Cassia lignea ℥vj. *du poivre blanc* ℨij. *Pilez ces matiéres, passez-les par le crible, & en formez une masse avec ce qu'il faut de miel. La dose est de* ℥j.

Il conseille aussi pour le même but la poudre d'écrevisses avec la racine de gentiane, tandis qu'on applique en même tems sur la partie le topique suivant :

Prenez trois têtes d'ail, & une dragme de castor ; pilez-les, & les mêlez avec de la vieille huile pour les appliquer en forme de cataplasme.

Ou,

*Prenez du castor, de l'*assa fœtida, *de la fiente de pigeon, du calament & du pouliot, de chacun* ℥iij. *de l'huile d'olives & de la poix, de chacun ce qu'il en faut. Mêlez pour une emplâtre.*

La scille cuite avec la farine d'orobe, ou celle-ci appliquée avec le vinaigre, conviennent aussi.

Ou,

Prenez du nitre, de la moûtarde, du sel commun & du sel ammoniac, ce que vous en voudrez, & en formez un liniment avec ce qu'il faut de fort vinaigre.

Ou,

Prenez de l'ail, du ſel & de la fiente de pigeon, de chacun parties égales. Mêlez ces matiéres, & les appliquez ſur la partie.

Il eſt faux, ſelon un des Auteurs ci-devant cités, qu'on trouve dans la tête du Crapaud, comme on le penſe vulgairement, la pierre nommée Crapaudine. Le Docteur *Brown* (*a*) eſt du même ſentiment; non pas à cauſe de l'impoſſibilité de la choſe, puiſqu'il eſt très-commun de trouver des pierres dans les têtes des Merluches, des Carpes, des Perches, & même des Limaçons; mais parce qu'il eſt plus vraiſemblable que la Crapaudine eſt une eſpéce de concrétion minérale, de la nature de l'aſtroite ou pierre étoilée.

Le même *Brown* prétend dans le chapitre cité, qu'il eſt faux auſſi que les Crapauds piſſent; puiſqu'on ne découvre dans ces animaux ni veſſie, ni reins, ni urétres, non plus que dans les oiſeaux qui n'ont qu'un même paſſage

(a) Err. popul. liv. 3. ch. 13.

pour les excrémens & pour l'urine : ce qui se trouve non-seulement vrai quant aux Crapauds & aux Grenoüilles, mais peut l'être aussi, comme l'assûre *Aristote*, à l'égard de tous les animaux, excepté la Tortuë, qui ont, ou font des œufs. Ce qui a pû donner occasion à croire que les Crapauds urinent, est qu'on leur voit quelquefois jetter par derriére une matiére liquide noirâtre, qui a peut-être quelque chose de vénimeux, mais qu'on ne sçauroit prendre pour l'urine de ces animaux; non-seulement parce qu'ils n'ont pas les parties destinées à l'excrétion de cette humeur, mais parce que la liqueur en question sort postérieurement dans les deux sexes.

C'est une tradition ancienne que le Crapaud séché & appliqué derriére le col, arrête l'hémorrhagie du nez : mais je croi que tout l'effet qu'il peut avoir à cet égard, est dû au resserrement des vaisseaux, occasionné par la crainte que l'idée de l'attouchement de cet horrible animal peut causer au Malade. Il nous fournit, pour compenser en quelque maniére sa malignité, deux préparations fort estimables, selon quelques sçavans Médecins. L'une est la poudre Éthiopique, décrite ainsi avec ses vertus dans la Pharmacopée de *Bates*.

Prenez trente, ou quarante Crapauds vivans; brûlez-les dans un pot de terre neuf jusqu'à ce qu'ils soient réduits en cendres noires, & en faites une poudre très-subtile, dont la dose sera de demi-dragme, ou au-delà. Elle est excellente dans la petite vérole, &c. Il y a des Auteurs qui la recommandent pour la cure de l'hydropisie.

On prétend aussi que cette poudre absorbe les humeurs corrosives des cancers, & en détruit la malignité, appliquée sur les parties ulcérées, & prise intérieurement.

L'autre preparation avec laquelle nous finirons ce long chapitre, est l'ingrédient principal de l'Amulete anti-pestilentiel, si recommandé par *Hildan* (*a*), & décrit de la maniére suivante dans sa Lettre à *Sennert*.

» Vous ne devez pas douter, lui
» dit-il, que l'Amulete préparé avec
» l'arsenic, la poudre de Crapauds, &c.
» porté autour du col en tems de peste,
» ne soit un préservatif réel contre l'in-

(a) *Epist. cent. epist. 96.*

» fection. *Côme Slotan* fameux Chirurgien très-estimé de son Prince le Duc de *Cléves*, m'a souvent assûré d'après une longue expérience, en avoir éprouvé la vertu sur des personnes de tout âge, & je l'ai ensuite ordonné moi-même avec grand avantage.

„ Cet Amulete, dit-il encore dans sa Lettre à *Aubert*, est si estimé que le Pape *Adrien* lui-même ne vouloit jamais le quitter en tems de contagion.

Voici les formules de l'Amulete du Pape & de celui de *Slotan*, aussi bon que le premier, quoiqu'il ne soit pas d'un si grand prix.

AMULETE DU PAPE.

Prenez de la poudre de Crapauds séchés selon l'art ℥ij. *de l'arsenic blanc* ℥ß. *des racines de dictame & de tormentille, de chacune* ʒij. *des perles non percées* ʒj. *du corail, de l'hyacinthe & de l'émeraude, de chacun* ʒß. *Réduisez le tout en poudre, & avec la quantité suffisante de mucilage de gomme adragant, formez-en des trochisques que vous couvrirez d'une enveloppe rouge, & les porterez sur la région du cœur par-dessus la chemise.*

AMULETE DE SLOTAN.

Prenez de la poudre de Crapauds séchés premiérement au soleil, & ensuite dans des linges chauds, ℥j. de l'arsenic blanc & de l'orpiment, de chacun ℥ß. des racines de dictame blanc, de tormentille & de la gomme d'euphorbe, de chacun ʒij. du safran ʒj. du camphre ℈ß. Réduisez ces matiéres en poudre, & avec ce qu'il faut de gomme adragant : faites-en une pâte, dont vous formerez des petites masses de cette figure qu'on portera continuellement suspendues sur la région du cœur ; de maniére cependant qu'elles ne touchent pas la peau, où elles exciteroient des vessies, sur-tout si le corps étoit en feu. (*a*)

Il est libre à chacun de penser sur ces Amuletes ce qu'il jugera à propos.

(*a*) Voyez Willis dans son Traité des Fiévres, sur la maniére d'agir de ce remède.

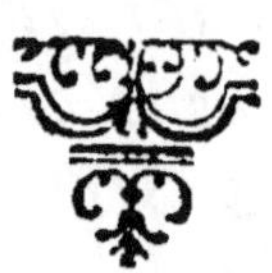

CHAPITRE XII.

Des autres Blessures faites à la Peau par les Insectes & les Instrumens vénimeux.

PARMI les Insectes dont on regarde la piquûre comme vénimeuse, on place l'Araignée, quoique moins dangereuse chez nous, & dans quelques autres climats plus froids : il s'y en trouve cependant qui ont généralement huit pieds, selon l'observation du Docteur *Lister* (*a*), dont les piquûres sont pernicieuses, & point à mépriser, comme il paroît par l'expérience d'*Harvey* (*b*). Ce grand homme, après avoir piqué une de ses mains avec une aiguille, frotta la pointe de celle-ci avec la dent d'une Araignée, & en piqua ensuite un autre endroit de la main. Il ne put, dit-il, distinguer aucune différence dans ces deux piquûres, quant au sentiment de douleur; mais il en parut une assez considérable dans la peau, où il survint dans la piquûre vé-

(a) *De Aran. ven. cap. 6.*
(b) *De Gen. Animal. Exercit. 57.*

nimeuſe, un tubercule accompagné de chaleur & d'inflammation. Mais les Araignées avalées & reçûes dans l'eſtomac, ſoit de l'homme, ou des animaux, ne ſont pas toûjours également nuiſibles. *Moufet* (*a*) nous en donne un exemple ſingulier : nous pouvons encore l'inférer de ce que les petits oiſeaux en ſont très-friands, & qu'ils les avalent ſans diſtinction. Leur toile ſi eſtimée par les Anciens, & appliquée encore utilement aujourd'hui pour arrêter l'hémorrhagie des playes récentes, nous prouve auſſi qu'elles ne ſont vénimeuſes que par leurs piquûres. Le même Auteur obſerve encore que les œufs de ces Inſectes, dépoſés ſur les fruits ou ſur les herbes, ſont ſouvent avalés ſans être apperçus, & très-bien digerés par les eſtomacs les plus délicats. Il y a même des Auteurs qui regardent l'humeur qui coule de leur corps comme un grand ſécret pour conſolider les bleſſures légéres.

M. *Redi* remarque que, quoique cet Inſecte, comme le Crapaud, ſoit vénimeux lorſqu'il verſe ſon ſuc dans la playe, il peut arriver qu'il ne le ſoit pas en tout tems, reçu dans l'eſtomac; ce

(a) *De Inſect. p. 227. 237. vol. 2. p. 797.*

que

que le Docteur *Fairfax* confirme par l'exemple de plusieurs personnes qui ont avalé devant lui des Araignées, même de l'espéce la plus vénimeuse, sans en avoir éprouvé plus d'accidens que les Poules, les Rouge-gorges, & les autres oiseaux qui en font leur nourriture ordinaire.

Swammerdam (*a*) dit dans sa Description de l'Araignée, que les parties, que certains prennent pour ses dents, sont plutôt deux aiguillons, ou pinces fortes & pointues, dont la structure ne différe pas beaucoup de l'aiguillon du Scorpion, & avec lesquelles elle pique de la même maniére que ce dernier. Si la chose est ainsi, continue-t-il, il n'y a guéres d'autre différence entre leurs aiguillons, sinon que l'Insecte dont nous parlons, porte ses deux aiguillons sur la partie antérieure de la poitrine, au lieu que le Scorpion lance le sien de la partie postérieure de son corps. C'est avec ces pinces ou aiguillons, formés, selon le même Auteur, de deux petites jointures, que l'Araignée saisit non-seulement sa proye, mais même qu'elle la transperce, & en suce ensuite tout le suc. Le Docteur *Lister* prétend que ces

(a) *Hist. Insect. Gen.*

aiguillons ſortent de la bouche même de l'Araignée : *Goedart* approche de ce ſentiment ; mais M. *Mead* nous apprend que cet animal, qui ſe nourrit de mouches, de guêpes, & d'inſectes ſemblables, eſt muni de pinces crochues, fort fines & fort aigues, qui placées tout près de la bouche, lui ſervent à percer la chair de ces petits animaux pris dans ſa toile ; tandis que les tuant par ſon venin verſé en même tems dans la piquûre, il en ſuce toute l'humidité, & ne leur laiſſe que la carcaſſe.

Lewenhoeck veut que l'Araignée décharge ſon venin de ſes pinces mêmes ; mais le Docteur *Mead* prétend qu'ayant fixé ces derniéres ſur la proye de cet Inſecte, il obſerva qu'il ſortit en même tems un petit aiguillon blanc de ſa bouche, avec lequel il lança le venin dans la piquûre.

Swammerdam rapporte, ſi je m'en ſouviens bien, que *Jacques Hofnagel* premier Peintre de l'Empereur *Rodolphe*, a peint au naturel trente-cinq eſpéces d'Araignées, avec trois-cens autres Inſectes, dont les planches publiées depuis avec le privilége du même Empereur, ne cédent point en beauté à celles de *Goedart*.

Les Araignées de quelques pays sont si vénimeuses, que *Scaliger* (*a*) parle d'une certaine espéce dont le venin eut assez de force pour pénétrer à travers la semelle du soulier d'un nommé *Vincentinus*, qui n'avoit fait que marcher sur cet Insecte. Il observe même qu'il y a en Gascogne une fort petite Araignée, qui passant sur un miroir, le casse par la force de son venin.

L'aversion naturelle de cet Insecte pour le Serpent & le Crapaud est remarquable. On rapporte à l'égard du premier, que l'Araignée le voyant tranquille au-dessous d'un arbre, s'élance sur lui à la faveur de sa toile, lui perce la tête de son aiguillon ; & versant en même tems son venin dans la piquûre, le Reptile se replie d'abord, tournoye tout autour, & meurt bientôt après.

Lorsque le Crapaud est piqué, ou mordu dans son combat avec l'Araignée, le Serpent, le Lézard, ou autre bête vénimeuse, on prétend qu'il trouve sa guérison dans le plantain; ce qui a fait regarder cette plante comme un Spécifique contre les morsures de ces animaux.

J'en viens à présent aux effets & à la cure du venin de l'Araignée. Je me sou-

(a) *Exercit. 186.*

viens qu'étant encore très-jeune Praticien, je fus appellé pour voir une femme dont la coûtume ordinaire étoit, toutes les fois qu'elle alloit à la cave avec la chandelle, de brûler la toile & les Araignées qu'elle rencontroit : mais il arriva enfin qu'un de ces Insectes lui vendit sa vie beaucoup plus cher qu'une centaine d'autres qu'elle avoit détruites; & voici comment. Les pieds de l'Araignée s'étant embarrassés dans le suif de la chandelle sur laquelle elle étoit tombée, & son corps venant à crever par la grande raréfaction de ses humeurs, occasionnée par la flamme, elle lança son venin avec elles, partie dans les yeux de sa persécutrice, mais sur-tout sur ses lévres. Celles-ci enflerent excessivement dans la nuit, un des yeux devint fort enflammé, & la langue & les gencives furent aussi un peu affectées : Enfin ces accidens étoient accompagnés d'un vomissement continuel, soit que celui-ci fût excité par l'idée de la liqueur reçûe dans la bouche, ou par l'impression du venin, communiquée jusqu'aux fibrilles de l'estomac. J'ordonnai d'abord un petit verre de vin d'Espagne brûlé, avec un scrupule de sel d'absinthe ; & quelques heures après un bol de thériaque qu'elle revomit. Je frotai les lévres avec l'huile de ſcorpions & l'huile-roſat. Je fus d'abord en doute ſi la chaleur excitée dans les liqueurs de l'Inſecte par la flamme de la chandelle, n'auroit pas pû produire l'ophthalmie, &c. auſſi-bien que le venin; mais faiſant enſuite attention à la grande tuméfaction des lévres, & aux autres ſymptômes, je fus preſque perſuadé qu'il y avoit quelque choſe de vénimeux. Cette idée me faiſant craindre la ſaignée, je lui ſubſtituai avec ſuccès l'application des ſang-ſues aux tempes; par où je diminuai beaucoup l'inflammation de l'œil, dont je calmai auſſi la douleur par l'uſage d'un mucilage fort clair, de ſemences de coings & de pavot blanc, extrait dans l'eau-roſe. Mais l'enflûre des lévres augmentant encore, on y appliqua un cataplaſme fait avec une décoction de ſcordium, de rhue & de fleurs de ſureau, épaiſſie avec la farine d'orobe. Le vomiſſement ſe trouvant diſſipé, la Malade uſa de tems en tems d'une potion faite avec les eaux de ſcordium, de chardon béni, & la thériaque. Les accidens déja fort diminués par ces ſecours, il ſe préſenta une vieille femme, qui avec l'impudence ordinaire à ces ſortes de gens, leva l'appareil, & promit de guérir la Malade dans deux jours : mais, quoiqu'elle y en mît quinze, elle eut toute la gloire de la cure. Elle ne fit qu'appliquer ſur la tumeur les feüilles de plantain pilées & mêlées avec de la toile d'Araignée; verſant en même tems dans l'œil du ſuc de la même plante, dont elle donnoit auſſi quelques cuillerées intérieurement deux ou trois fois par jour.

La Malade m'avoit dit avant cet accident que l'odeur qu'elle avoit ſenti en brûlant ainſi les Araignées, lui avoit ſouvent ſi fort affecté la tête, que tous les objets lui ſembloient tourner. Il lui ſurvenoit même des défaillances avec des ſueurs froides, & quelquefois un léger vomiſſement : mais nonobſtant tout cela, elle trouvoit tant de plaiſirs à tourmenter ces pauvres Inſectes, que rien ne put la guérir de ſa manie, que la cataſtrophe que nous venons de rapporter.

Nicholaus (*a*) dit auſſi avoir vû un homme à *Florence*, qui ayant brûlé une groſſe Araignée noire, à la flamme d'une chandelle, tomba en défaillance

(a) *Serm. 4. Tract. 4. cap. 23.*

quelque tems après, par l'effet de la seule fumée occasionnée par le brûlement de cet Insecte. Il fut aussi incommodé d'une grande palpitation de cœur toute la nuit, à quoi succéda un pouls si foible, qu'on pouvoit à peine l'appercevoir. Ces accidens furent dissipés, dit le même Auteur, par l'usage de la thériaque mêlée avec la poudre de zédoaire. *Nicolas Florentin* rapporte aussi que plusieurs Moines d'un Monastére de la même Ville reçurent la mort pour avoir bû imprudemment du vin d'un tonneau, où une Araignée s'étoit noyée. Ceci semble contredire ce qui a déja été dit de l'innocence de ces Insectes, reçus dans l'estomac. Mais il est vraisemblable que les derniers dont nous venons de parler, différoient des autres dans leurs parties internes, ou dans leurs qualités, sinon dans leur forme extérieure.

Qui croiroit, dit *Galien*, en parlant de l'Araignée, qu'un si petit Insecte causât une si grande altération dans le corps d'un homme par la seule piquûre de la superficie de la peau, faite par un très-petit aiguillon? Mais si l'on considére, ajoûte-t-il, qu'il faut certainement que ce dernier porte avec lui un ſuc vénimeux, fort ſpiritueux ; & que d'ailleurs la peau communique par le moyen de ſes pores avec nos vaiſſeaux, on concevra aiſément qu'une petite goutte de venin pouſſée dans ce tégument, peut porter ſa malignité ſous la forme de vapeur, juſques dans les parties du corps les plus éloignées. Nous voyons par-là que dans ces tems obſcurs des découvertes anatomiques on croyoit déja que le corps étoit tranſpirable de la circonférence au centre, & du centre à la circonférence.

Les ſignes de la piquûre de l'Araignée ſont, ſelon *Sennert (a)*, l'engourdiſſement de la partie, la froideur des extrémités, les friſſons, l'enflûre du bas-ventre, la pâleur du viſage, des pleurs involontaires, le tremblement, des contractions, un déſir continuel de faire de l'eau, des convulſions, des ſueurs froides, &c. mais ces dernieres arrivent ſur-tout lorſque le venin a été reçu intérieurement.

La cure conſiſte, ſelon le même Auteur, à laver d'abord la partie piquée avec l'eau ſalée, ou une éponge trempée dans du vinaigre bien chaud ; ou avec une décoction de mauve, d'ori-

(a) *Prax. lib. 6. part. 8. cap. 24.*

gan & de serpolet ; après quoi on doit appliquer un cataplasme par-dessus fait avec les feüilles de laurier, de rhue, de porreaux, & la farine d'orge, cuits dans le vinaigre : l'application de l'ail & des oignons pilés, & celle de la fiente de chévre avec les figues, conviennent aussi. Le Malade doit en même tems manger de l'ail, boire du vin copieusement, & ne point négliger les autres aléxipharmaques ordinaires ; mais si le venin a été reçû dans l'estomac, il faut en procurer promtement la sortie par le vomissement, & prescrire ensuite quelque antidote convenable, parmi lesquels *Gesner* recommande sur-tout la résine la plus pure, la plus blanche & la plus grasse, ressemblante à l'encens. *Fracastor* (a) loüe le bol & le vinaigre ; reméde avec lequel il dit avoir guéri une personne piquée au col par une Araignée vénimeuse. Voyez encore sur les piquûres de ces Insectes le *Theatr. Vit. hum. de Zuinger, & Pancirole, Pent. 1. Obs. 45. de Morsu Aran. lethali.*

Nous venons à présent à la piquûre de l'Abeille & de la Guêpe, qui, quoique peu nuisible à certaines personnes, devient cependant très-incommode,

(a) *Lib. 2. cap. 2. de Morb. contag.*

& même dangereuſe à quelques autres. Je renvoye pour la deſcription des parties de ces Inſectes, à quelques-uns des Auteurs déja nommés, comme *Lewenhoeck*, *Swammerdam*, *Goedart*, *Mouſet*, & *Hoeſnagel*. Leur aiguillon, qui eſt la partie qui nous regarde ici principalement, eſt très-bien décrit par M. *Hook* dans ſa *Micrographie*. Le Docteur *Mead* avance qu'on peut l'appercevoir avec l'œil nud, lançant ſon venin : il a découvert lui-même dans ce dernier une grande quantité de ſels flotans dedans ; qui mêlés avec les ſucs cutanés y excitent un trouble & une fermentation incommodes, qui s'y ſoûtiennent pendant quelque tems.

Les Abeilles, les Guêpes & les Frélons cauſent, dit *Paré* (*a*), beaucoup de douleur par la malignité du venin qu'ils pouſſent dans la piquûre, laquelle eſt néanmoins rarement mortelle, excepté que ces Inſectes ne ſe jettent par eſſaims ſur le corps : dans cette occaſion on leur a vû donner la mort à des chevaux. Leur piquûre eſt plus ou moins mauvaiſe ſelon la nature des animaux ou des végétaux dont ils font leur nourriture. Ainſi, dit *Pline*, leur venin

(*a*) Liv. 21. chap. 33.

ſera beaucoup plus mauvais, s'ils ſe ſont nourris auparavant de ſplantes vénimeuſes, ou des ſucs du ſerpent.

Tout le monde convient que la piquûre de la Guêpe eſt très-pernicieuſe. Les ſymptômes en ſont une grande douleur qui continue juſqu'à ce que l'aiguillon ſoit ôté ; la partie enfle, devient rouge, & il s'y forme une petite veſſie.

La cure conſiſte à inciſer, ou à ouvrir promtement l'endroit piqué pour en ôter l'aiguillon, ſi on n'a pû le faire auparavant par la ſuction. On applique enſuite ſur la partie, pour diſſiper la fluxion, le creſſon pilé. La fiente de bœuf macérée dans l'huile & le vinaigre, appliquée chaude, eſt le remède de *Galien*, recommandé auſſi par divers autres Auteurs : Certains appliquent ſur la piquûre ces Inſectes même écraſés, ou plutôt leur huile préparée à la maniére de celle de ſcorpions. *Hildan* la regarde comme un grand remède. *Paré* ordonne de froter la partie avec un mélange fort chaud de vinaigre, de miel & de ſel, & de laiſſer enſuite ſur l'endroit un linge double trempé dans le même topique : il approuve auſſi l'application du ſoufre vif pulvériſé & incorporé avec la ſalive humaine;

il regarde comme un ſouverain reméde le ſuc laiteux des figues qui ne ſont pas mûres, mêlé avec du miel : mais il croit d'après *Galien*, la thériaque le plus grand antidote. Il conſeille, pour ſe garantir de la piquûre des Inſectes dont nous parlons, d'oindre le corps avec un mélange de ſuc de mauve & d'huile; & pour les chaſſer promtement, la fumée d'ail & de ſoufre.

Galien avance que la Guêpe voyant une Vipére morte, va tremper ſon aiguillon dans le venin de ce Reptile; & prétend que c'eſt de-là que les hommes ont appris à empoiſonner les fléches.

Sennert ordonne d'appliquer ſur la partie piquée un cataplaſme fait avec la farine d'orge, les feüilles de mauve & le vinaigre : tandis qu'il fait prendre intérieurement, d'après *Santes de Ardoynis*, le ſuc de coriandre avec du ſucre: reméde qu'un autre Ancien recommande auſſi comme le ſeul antidote de la piquûre de l'Abeille, ou de la Guêpe. Mais ſi nonobſtant tous ces ſecours il ſurvient une chaleur conſidérable dans le corps, il faut traiter le Malade comme s'il avoit une fiévre maligne.

Quelques-uns de nos gens de Campagne appliquent ſur la piquûre, la fiente de vache toute chaude; d'autres l'oignent ſeulement avec du miel, ou mettent par-deſſus des feüilles de mauve pilées : avec ces remédes ils prétendent guérir toutes les morſures de cette eſpéce; quoique j'en aye vû quelquefois l'application ſans effet.

Zacut (*a*) parle d'un jeune Garçon qui ayant été piqué au ſourcil par une Abeille, y reſſentit d'abord une douleur conſidérable, qui fut ſuivie d'enflûre & d'inflammation. Appellé, dit-il, pour voir le bleſſé, je preſcrivis, appuyé de l'autorité de quelques Anciens, un cataplaſme de feüilles de mauve, boüillies dans du lait de femme; mais obſervant que la chaleur & la rougeur augmentoient toûjours, j'appliquai ſur la partie des feüilles vertes de laurier; autre ſpécifiqne contre ce mal. De retour chez moi, continue-t-il, je conſultai mes Auteurs, & le lendemain je ſcarifiai l'endroit piqué pour faciliter la décharge du venin, comme *Halyabbàs* l'ordonne : je panſai les ſcarifications avec des cendres chaudes, ſelon l'avis d'*Alſaharavius*, auſquelles j'ajoûtai un peu de levain ſelon le conſeil de *Ponzetus*. Le Malade prit en même tems

(a) *Prax. admir. lib. 3. Obſ. 83.*

le ſuc de coriandre avec du ſucre, preſcrit dans ce cas par *Chriſtoph. de Honeſtis*, & fort eſtimé par *Avicenne*. Mais malgré tous ces ſecours, la fiévre & les autres ſymptômes empirerent, le mal s'étendit vers les tempes, & la gangréne ſe communiqua aux parties affectées. Ayant fait de profondes ſcarifications, le venin fut déchargé, & le Malade guéri après beaucoup de peine & de difficulté. Mais ſi *Zacut* avoit ſaiſi les véritables indications, & feüilleté moins d'Auteurs, le Malade s'en ſeroit vraiſemblablement mieux trouvé.

Une Dame, dit *Hildan* (*a*), étant à dîner au tems de la Canicule, fut piquée au poignet gauche par une Guêpe. Cet accident fut d'abord ſuivi d'une douleur ſi violente, que la Malade s'évanoüit. Portée ſur le lit, elle recouvra ſes ſens, & s'apperçut que la douleur montant par le bras, s'étendoit par tout le corps : il s'y forma de petites veſſies remplies d'une eau claire, comme il arrive dans les brûlures. Le ſoir, & le lendemain matin, ſon mari la fit oindre par-tout avec de l'huile de ſcorpions qu'il avoit chez lui, & lui ayant provoqué une ſueur abondante par une

(a) *Cent. 4. Obſ. 77.*

forte dose de la pierre de bézoard, elle fut bientôt rétablie ; mais l'épiderme tomba de tout le corps.

Nous apprenons par-là, continue cet Auteur dans sa Lettre à *George Fabre*, comme le venin d'un petit Insecte porté aux parties nobles, peut être assez fort pour causer beaucoup de désordre. Ce qui doit nous apprendre à ne pas négliger les piquûres des Guêpes, en ayant vû dégénerer une, dit-il, en un ulcére incurable qui résista à tous les efforts de quelques-uns des plus grands Praticiens. On peut voir ce cas tout au long dans l'Observation suivante, qui est la 78.

Fabre lui fait part dans sa Réponse d'un cas semblable arrivé à une Dame de *Padoue*, piquée au métacarpe. Cet accident fut suivi d'une douleur violente, de l'inflammation, de la fiévre, du délire & d'un vomissement bilieux : mais il remarque que la piquûre fut rendue plus mauvaise par la chaleur de la saison, & la mauvaise constitution de la Malade. *Placentinus* scarifia d'abord, & cautérisa la partie, ordonnant en même tems les bézoardiques & les autres remédes qui lui parurent nécessaires. Par ces secours il délivra la blessée avec beaucoup de difficulté, du danger le plus éminent. Le même *Hildan* nous dit dans son Observ. 80. qu'étant appellé pour voir un jeune Campagnard fort robuste, le sixiéme jour qu'il avoit été piqué à la jouë, près du petit angle de l'œil; il trouva tout ce côté du visage d'une couleur noire, ou livide, & entiérement gangréné. Il scarifia d'abord les parties mortifiées, & les pansa avec l'onguent Égyptiac, & autres remédes propres en pareil cas; il saigna ensuite le Malade, & lui ordonna une médecine pour le lendemain matin avec l'infusion de rhubarbe, le sirop de roses solutif, & l'électuaire de suc de roses. Les symptômes furent fort diminués par ces secours, & entiérement dissipés en continuant les applications nécessaires sur le visage, & répétant de tems en tems la même purgation: tandis, dit-il, qu'une autre personne affligée du même accident, étant tombée en mauvaises mains, eut une de ses paupiéres renversée, & perdit quelque tems après totalement la vûe.

Les sang-sues sont assez connues de tout le monde. On les substitue très-communément à la lancette dans ceux qui craignent la saignée, ou qui ayant les vaisseaux imperceptibles, ne sçauroient être saignés autrement. Elles conviennent aussi, après les autres évacuations générales, pour détourner le sang de certaines parties, ou le vuider immédiatement de quelques autres, d'où il est nécessaire de l'évacuer. Ainsi elles sont très-utiles dans les violens maux de tête, les fluxions sur les yeux, &c. appliquées au front, aux tempes, ou derriére les oreilles. On s'en sert aussi dans la suppression du flux hémorrhoïdal, lorsque les vaisseaux sont gonflés & douloureux par le défaut de leur évacuation ordinaire. Ce qui ne doit cependant se faire qu'avec prudence & précaution, comme nous l'avons déja fait observer dans le chapitre des Hémorrhoïdes : car quelque innocente que l'application des sang-sues puisse paroître, elle n'a pas toûjours été éxempte de danger & d'inconvéniens, comme nous le lisons dans plusieurs Auteurs. On les dit vénimeuses dans certains tems, ou plutôt dans certains endroits. Je crois de cette espéce celles des étangs, des fossés, des eaux croupissantes & corrompues : celles au contraire qui habitent dans les eaux pures & claires, qui ont le dos verdâtre, &

le ventre rougeâtre, comme *Charrier* l'obſerve, ſont innocentes. On rejette parmi ces derniéres les velues & les noires comme vénimeuſes. Si l'application des autres eſt ſuivie de quelque accident, cela vient plutôt de ce qu'on les arrache de force, par où leurs dents laiſſées dans la partie excitent une inflammation, un abſcès, ou autre accident ſemblable : ou ſi on les applique à des parties ſujetes aux fluxions, ou déja gorgées d'humeurs, il ne doit point paroître ſurprenant ſi ces derniéres ſont encore plus attirées dans ces endroits, au riſque d'un abſcès, ou de la gangréne ; ce qui fut probablement le cas de *Meſſalinus* Conſul Romain, qui au rapport de *Pline* (*a*), perdit la vie par l'application de ſang-ſuës à ſes genoux, où elles laiſſerent leurs têtes : ce qui pourroit fort bien venir de la faute de celui qui les ménageoit, plutôt que de celle de ces vers aquatiques ; car ce n'eſt point de leur nature, autant que j'ai pû l'obſerver, de laiſſer leurs têtes, ou leurs dents dans la partie, ſi on attend qu'ils tombent d'eux-mêmes ; ou ſi l'on ne fait que mettre autour de leurs bouches quelque ſubſtance ſaline, ou

(a) *Lib.* 35. *cap.* 10.

amére, qui, dès qu'ils s'en apperçoivent, leur fait lâcher prise, sans qu'il soit besoin d'user d'aucune violence. L'usage des sang-suës a eu quelquefois à la vérité des suites fatales, comme nous l'avons observé sur la fin du quatriéme Chapitre de cette seconde Partie; mais il est clair qu'elles n'étoient dûes qu'à l'ignorance de celui qui les avoit appliquées. En sorte qu'un des plus grands inconvéniens que j'aye rencontré à leur égard, lorsqu'elles ont été employées avec les circonstances requises, a été la difficulté d'arrêter le sang après leur séparation : difficulté qui arrive sur-tout dans les enfans criards & revêches, lorsqu'elles ont été appliquées aux environs du col, & autres parties, où on ne sçauroit assujettir le bandage convenable : cas où l'hémorrhagie dure quelquefois plus long-tems qu'on ne le voudroit, malgré l'usage des astringens ordinaires. Si même le sang se trouve dissous & ardent, avec un pouls vîte & élevé, comme dans la fiévre, les vaisseaux se r'ouvrent aux premiers cris de l'enfant. Je me souviens à cette occasion, qu'étant mandé dans l'Été à cinq milles de la Ville, pour voir le jeune fils d'un Gentilhomme, je lui appliquai deux ſang-ſuës qui ſe fixerent un peu bas au-deſſous de l'oreille : endroit très-difficile à pouvoir recevoir aucun bandage. Après qu'elles furent tombées d'elles-mêmes, je laiſſai un peu ſaigner les parties ; mais le ſang continuant à dégouter trop vîte, j'appliquai ſur l'endroit un peu de farine de froment avec une compreſſe trempée dans l'oxycrat, ordonnant à la Garde de tenir ſes doigts par-deſſus, & de les moüiller dans l'eau froide, à meſure qu'ils deviendroient chauds. De retour environ une heure après chez le jeune Malade, je compris par les linges, qu'il avoit perdu une quantité de ſang aſſez conſidérable ; mais la pâleur dont je le vis ſaiſi, me fit eſpérer qu'il me ſeroit aiſé d'arrêter l'hémorrhagie. J'envoyai chercher dans cette vûe, un morceau de vitriol crud chez l'Apoticaire, j'en diſſous un peu dans une cuillerée d'eau, & j'y trempai un plumaceau, ſur lequel je répandis auſſi un peu de fine poudre du même vitriol, & le tins exactement collé ſur la partie avec mon doigt pendant un quart-d'heure : mais l'enfant revenant de ſa défaillance, & inquiet d'être retenu dans la même poſture, il ſe mit à pleurer amérement; les muscles du col étant mis alors dans des contractions violentes, l'hémorrhagie recommença comme la premiére fois, quoique je tins toûjours mon doigt collé sur la partie. J'appliquai alors une nouvelle compresse comme la premiére que je retins près d'une heure sur l'endroit; espérant que le vitriol auroit fait durant ce tems-là une petite escarre. Effectivement ayant ôté mon doigt, le sang me parut arrêté. Je fis alors quelques autres plumaceaux pour les laisser à la Garde, & fis appeller l'Apoticaire du lieu pour l'instruire de ce qu'il auroit à faire en cas de quelque nouvelle hémorrhagie: mais comme je m'en allois, on s'apperçut que le sang s'étoit fait jour encore à travers l'appareil: sur quoi revenant sur mes pas, je levai d'abord celui-ci, & j'appliquai de nouvelles compresses, pendant que j'ordonnai à l'Apoticaire de m'apporter une petite fiole d'huile de vitriol. Je la renversai sur le bouchon, & appliquai ce dernier imbû de l'huile, sur l'orifice le plus grand, & ensuite sur l'autre. Après quoi je mis sur celui qui n'étoit pas exactement fermé, un plumaceau comme ci-devant, & une compresse en plusieurs doubles, dont la surface interne avoit été couverte de farine. Mais nonobstant toutes ces précautions, le sang reparut à travers l'appareil. Me mettant alors à réflechir à ce qu'il conviendroit de faire, j'apperçus une pipe au coin de la cheminée ; je la mis dans le feu sans faire connoître mon intention à la Garde ; & lorsqu'elle fut assez chaude, j'en appliquai légérement le bout rougi sur l'endroit saignant ; voyant l'orifice exactement fermé par cette voye, je ne mis qu'un peu de charpie séche, & une petite emplâtre sur l'escarre. Je laissai à la Garde un pot de mon cérat de pierre calaminaire pour panser la brûlure, lui ordonnant de ne rien forcer, mais d'attendre que l'appareil devînt lâche, & fût prêt à tomber de lui-même. Peu de jours après j'appris que l'escarre s'étoit séparée dans deux ou trois pansemens, & que mon jeune Malade n'avoit plus perdu de sang. C'est ici le cas le plus embarrassant & le plus difficile qui se soit présenté dans ma pratique, à l'occasion de l'usage des sangsuës.

Il y a plusieurs autres petits Insectes, dont les piquûres sont très-incommodes durant un certain tems : telles sont celles des Moucherons, des Fourmis, &c. mais leurs légers symptômes se dissipent généralement d'eux-mêmes, comme fait la cuiſſon excitée par l'ortie : ou s'il ſurvient quelque accident extraordinaire, ce qui eſt très-rare, il demande un traitement aſſez ſemblable à celui des piquûres dont nous avons déja parlé. Nous ne nous arrêterons pas non plus aux bleſſures faites par les inſtrumens vénimeux ; parce qu'elles exigent à peu près la même méthode curative, que les morſures des animaux dont on a emprunté le venin. *Ariſtote* nous apprend (*Lib. de Mirab.*) que les *Scythes*, aujourd'hui les *Tartares*, avoient coûtume de prendre les Vipéres après qu'elles avoient fait leurs petits, & de les laiſſer languir & décheoir, juſqu'à ce que leurs corps fuſſent changés en une ſanie corrompue ; après quoi mêlant celle-ci avec le ſang d'un homme dans un pot bien bouché, ils enfoüiſſoient ce dernier dans du fumier pour augmenter la corruption de ce mélange. Ils prenoient enſuite la partie ſéreuſe du ſang, avec la ſanie de la Vipére qui nageoit par-deſſus, & ils conſervoient cette mixtion pour leur poiſon ordinaire. Tous ceux à qui ils le donnoient, devenoient enragés ſur le champ, hurlant & criant comme autant de Loups. *Langius tom.* I.

epist. 68. *Pline Hist. Nat. lib.* 11. *c.* 52. & *Schenkius*, *lib.* 7. *obs.* 11. traitent plus au long de ces sortes de poisons, & de leurs antidotes.

Le Docteur *Mead* observe d'après *Bontius*, que les *Indiens* font encore usage aujourd'hui du venin du Lézard appellé *Gecco*. Ils suspendent cet animal par la queue, & ils l'irritent en le foüettant jusqu'à ce qu'il ait déchargé son poison. Ils trempent ensuite leurs dards dans ce dernier, & une légére blessure faite par ces sortes d'armes, donne une mort promte, selon l'Historien. Il est très-probable que les remédes les plus propres pour guérir ces espéces de playes, sont ceux qui conviennent aux morsures de l'animal même dont on a tiré le venin. Mais il paroît fort vraisemblable que ce dernier exalté par la rage & la fureur, doit, lorsqu'il est lancé par l'animal, excéder la force & la malignité de celui qu'il fournit après sa mort.

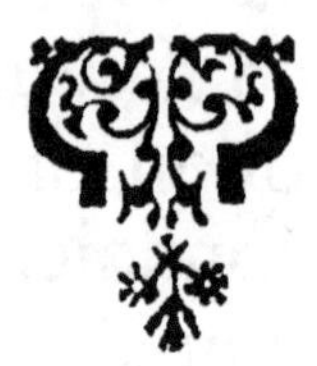

APPENDIX

APPENDIX

Concernant l'efficacité des Remedes extérieurs dans les Maladies internes.

APRE'S avoir fini ce que j'avois à dire sur les Maladies où la peau est affectée soit en premier, soit en second lieu, j'espére que le Lecteur ne trouvera pas mauvais que j'ajoûte ici une courte Dissertation sur la force & la vertu de quelques Remédes extérieurs, qui du moins aident beaucoup à la cure de certaines maladies internes, s'ils ne les guérissent pas totalement. Je ne prétends pas cependant avancer qu'une emplâtre, un cataplasme, ou un liniment, qui n'étendroit pas sa vertu au-delà de la peau, puisse avoir aucun effet bien sensible ; mais je pense que quelques-unes des particules subtiles de ces remédes s'insinuant dans les pores cutanés, & pénétrant dans le sang & la lymphe nervale, peuvent produire dans ces fluides des changemens aussi considérables que les médicamens pris par les voyes ordinaires. Le malheur eſt que les uns conduits par la bigoterie, la crédulité, ou la ſuperſtition, attribuent de grandes vertus à des niaiſeries, comme ſont certains colliers, certains caractéres, &c. portés en guiſe de charmes, dans les fiévres, l'épilepſie & autres maladies : tandis que d'autres, ſans garder aucun milieu, banniſſent de leur pratique toutes les applications externes, & ne font aucun cas des *Epicarpes* (*a*), des *Subplantaires* (*b*), ni des épithêmes, quelque utile qu'en ait ſouvent été l'uſage.

Quoique je n'aye jamais fait beaucoup de cas des premiers, les bons effets que j'ai vû quelquefois produits par les ſeconds, ne peuvent que me porter à en recommander l'uſage. Leur utilité ne ſçauroit être révoquée en doute par ceux qui, verſés dans la ſtructure du corps humain, ſçavent déja que l'entrée des parties les plus ſubtiles des remédes externes eſt aiſée juſques dans les endroits les plus reculés de la machine ; du moins ſous la forme d'ex-

(*a*) Remédes qu'on applique au poignet.

(*b*) Remédes qu'on applique aux plantes des pieds.

halaiſon, ſinon d'une maniére plus ſubſtantielle.

Je ſçais qu'il eſt difficile d'expliquer la maniére dont les topiques agiſſent ſur les fluides ſanguins & nerveux ; mais il eſt aiſé de prouver par les effets qui en ſuivent, qu'ils pénétrent dans ces humeurs, & qu'ils travaillent ſur elles. Outre les différens exemples rapportés de ce fait par des Auteurs irréprochables, j'ai connu moi-même deux enfans qui périrent par une purgation exceſſive, occaſionnée en frottant ſimplement leurs nombrils avec un onguent, (peut-être celui *de Arthanitâ*) conſeillé par une bonne femme pour tuer les vers. Cet accident ne peut avoir été produit que parce que les particules de ce topique entrées par les pores cutanés, s'étant embarraſſées dans les fibrilles nerveuſes des inteſtins, jetterent ceux-ci par leur irritation permanente, dans des mouvemens continuels : par où leur force s'épuiſant de plus en plus ſans pouvoir chaſſer l'ennemi malgré les lavemens anodins, les aſtringens, & les opiats, il ſurvint, comme le dernier effort de la nature, une convulſion générale, qui fut bientôt ſuivie de la mort.

Fernel (*a*) dit que cet onguent appliqué ſur le ventre, purge violemment : mais on ne ſçauroit, comme *Bonnet* l'obſerve fort ſagement, faire uſage de ce remède, ou de ſemblables, ſans s'expoſer à la cenſure, ou à la perte de la réputation. On peut conſulter *Hildan* ſur cet onguent & ſes conſéquences, dans l'endroit où il traite de la dyſſenterie.

Les effets du mercure employé en frictions ſont trop connus pour qu'il ſoit néceſſaire de les rapporter ici : j'en ai déja inſinué quelques-uns dans le Traité précédent, qui ont été la ſuite de ce minéral porté ſur le corps en forme de ceinture. On connoît auſſi les effets ſurprenans des poiſons appliqués extérieurement.

Or ſi les particules de ces eſpéces de ſubſtances peuvent, en entrant par les pores cutanés, exciter des troubles & des déſordres dans la machine animale, capables d'en opérer la ruine & la deſtruction ; on conviendra ſans doute que celles d'une autre eſpéce pourront auſſi pénétrer par les mêmes voies, & calmer par leur nature douce & bénigne

(a) *Enchirid. Med. Pract. p.* 240.

la tempête & l'agitation élevées dans nos corps.

Un Vendeur de colifichets médicinaux a pris occaſion de cette théorie, d'inſinuer dans le Public que j'étois partiſan des Amuletes & autres babioles ridicules qu'il conſeille de porter ſur le corps pour la guériſon des maladies.

Malgré la juſtice qu'il me fait de vouloir bien me croire toûjours diſpoſé à me rendre à l'évidence, je ne puis que lui répondre que je n'en ai jamais obſervé dans ſes raiſonnemens burleſques : je le défie même de trouver aucun parallele entre mes remédes appliqués immédiatement ſur la peau en forme de fomentation, d'onguent, d'emplâtre, ou d'épithéme, & ſes niaiſeries ridicules pendues au col des enfans, ou portées dans les habits : car quoiqu'il ſoit très-poſſible que des onguens dont on frotte la peau, puiſſent purger, faire dormir, exciter une ſalivation, &c. ils ne ſçauroient cependant produire aucun de ces effets portés autour du corps.

Certains ont été aſſez ſimples pour défendre de porter des cantharides dans la poche, parce qu'elles ont quelquefois occaſionné un piſſement de ſang, appliquées sous la forme d'emplâtre : mais ce sont là des rêveries qui ne méritent pas l'attention des Médecins.

L'Auteur (*a*) du grand principe de l'attraction, à la faveur duquel notre nouvelle Philosophie explique tous les phénoménes des corps naturels, n'a jamais prétendu qu'on en abusât ainsi. Quelque Partisan qu'il soit de ce principe, il convient toûjours qu'il faut non-seulement une certaine forme, & une texture particuliére dans les corps qui s'attirent & agissent les uns sur les autres ; mais qu'il est nécessaire aussi qu'il y ait un certain espace, ou une proximité déterminée entr'eux pour opérer & pour s'unir, se trouvant dépourvûs de toute vertu attractive au-delà de la sphére de leur activité.

Pour revenir à mon sujet, je me souviens qu'après avoir donné sans aucun effet plusieurs cordiaux & stomachiques dans la vûe de calmer de fortes envies de vomir ; une piéce de flanelle trempée dans une décoction de menthe, d'absinthe, & de quelques aromates dissipa ce désordre, & appaisa l'agitation des esprits, qui avoit occasionné

(*a*) Le Chevalier Newton.

l'inversion du mouvement périſtaltique.

Grégoire Horſtius (*a*) a vû le même effet produit par la ſeule abſinthe; qui portée dans les chauſſons, corrigea la foibleſſe de l'eſtomac d'un certain Seigneur, & diſſipa ſes nauſées & ſon dégoût.

Après avoir preſcrit ſans ſuccès les remédes internes; les épithêmes chauds appliqués ſur le bas-ventre, ont ſouvent guéri la colique, la paſſion iliaque, la dyſſenterie & les autres cours de ventre occaſionnés par l'irritation exceſſive des fibres inteſtinales, cauſée par les vents, ou quelque humeur âcre & piquante dépoſée ſur les boyaux.

Il ne paroîtra point ſurprenant que les émanations des remédes externes, entrées par les pores cutanés, produiſent de ſi grandes altérations dans nos corps; ſi nous conſidérons que la cauſe efficiente des maladies internes les plus étonnantes, comme l'apoplexie, l'épilepſie, & quelques autres de l'eſpéce convulſive & hyſtérique, conſiſte comme dans une ſorte de vapeur; tandis que les cauſes externes les plus perni-

(a) *Epiſt. Med. Lib. 2. Sect. 3. de morſu Canis rabidi.*

cieuſes, comme celles de la peſte & des maladies peſtilentielles, ſont également imperceptibles à nos ſens. Si l'on objecte que ces derniéres cauſes pénétrent dans nos corps par la bouche & les narines ; je réponds que les pores ſeuls peuvent ſuffire pour leur donner entrée, puiſqu'ils admettent les globules mercuriels, quoique beaucoup plus gros que les corpuſcules qui ſe détachent des corps peſtiferés, ou des médicamens externes.

Nous allons prouver à préſent par des faits que les particules des topiques peuvent entrer, & entrent réellement par les pores de la peau, & qu'y étant entrées, elles produiſent chez nous des changemens & des altérations très-conſidérables. C'eſt ainſi que les accès des fiévres intermittentes ſont ſouvent ſuſpendus par la ſeule application de certains remédes ſur le poignet, dans l'endroit où on touche le pouls. Voici comme *Willis* (*a*) s'exprime à cette occaſion.

Les remédes empiriques externes qui guériſſent, dit-il, les fiévres intermittentes, ſont tels qu'ils préviennent le paroxiſme ſans aucune évacuation.

(a) *De Febribus.*

De cette eſpéce ſont quelques médicamens appliqués au poignet, ou aux plantes des pieds, & les épithêmes mis ſur la région du cœur. Les effets de quelqu'un de ces topiques ſont ſi connus, qu'on les garantit quelquefois ſous des paris conſidérables. Quant à la maniére de leur opération, continue-t-il, il eſt évident que certains communiquent au ſang & aux eſprits une force & une activité qui les mettent en état de ſe débarraſſer de la matiére fébrile; ou bien quelques-uns de leurs corpuſcules mêlés avec le ſang des fébricitans, en fixent & en lient les parties agitées, ou peut-être les précipitent en les diviſant & les ébranlant. Enſorte que l'efferveſcence du ſang peut être détruite par-là, comme l'eſt celle de l'eau boüillante par le mélange de la froide. Il paroît que ces topiques fébrifuges agiſſent de cette maniére; parce que pluſieurs des principaux ſont doüés d'une vertu ſtiptique, ou précipitante. Mais quoi qu'il en ſoit, il eſt certain que le paroxiſme de la fiévre eſt ſouvent ſuſpendu par quelque application externe, lors même que le Malade n'a aucune foi au remède. Nous avons un exemple remarquable de pareils effets dans la fameuſe emplâtre de Cinabre, appliquée sur la région de l'estomac ; je veux dire celle que le Docteur *Bates* nomme *Emplastrum febrifugum magnum*, que son Traducteur outré ordinairement dans ces sortes de loüanges, nous dit n'avoir pas manqué d'effet une fois en cent : mais il suffit pour mon dessein qu'elle en guérisse quatre de six : ce que je lui ai vû faire dans les personnes de tout âge, des deux sexes, & de constitutions différentes ; soit que le Malade fût attaqué de la fiévre quotidienne, tierce ou quarte. Ainsi nous croyons par tout ce qui a été dit jusqu'à présent que l'usage de plusieurs topiques n'est point à rejetter dans certaines maladies internes, soit qu'on applique ces remédes au front, aux tempes, à la région du cœur & de l'estomac, au bas-ventre, aux plantes des pieds, ou autres parties du corps ; & cela sous la forme d'emplâtre, de liniment, de fomentation, ou autrement.

Je place encore au nombre des topiques, les douches des Anciens, mises très-souvent en usage parmi eux, & fort approuvées par *Galien* (*a*). Nos douches des Eaux de *Bath* si utiles dans quelques

(a) *Meth. Med. c. 22.*

maladies de la tête, & dans plusieurs douleurs obstinées des jointures, ont quelque rapport avec elles. Mais ces dernières sont si connues, qu'il est inutile d'en parler davantage, non plus que des bains tant froids que chauds: lesquels agissent, selon moi, tant en envoyant plusieurs de leurs particules dans le sang, que par leur gravité spécifique. Les premiers augmentent la tension & le ressort des fibres par leur froideur; les seconds les relâchent par leur qualité combinée de chaud & d'humide.

Ce que nous avons déja rapporté de l'application extérieure de quelques onguens, prouve assez que les pores de la peau donnent passage à quelques-unes de leurs particules, quelque embarrassées & invisquées qu'elles soient avec les autres. Les effets pernicieux de ceux dont nous avons déja parlé, n'étant dûs qu'à la témérité & à l'ignorance, ils ne fournissent aucune preuve contre l'usage salutaire des autres onguens appliqués par l'avis d'un Médecin sage & expérimenté.

Puisque les onguens s'insinuent dans les pores cutanés, il ne sera point surprenant que les huiles les pénétrent aussi, attendu que ces derniéres sont moins visqueuses, & plus coulantes. Nous allons voir dans le cas suivant une preuve des altérations qu'elles sont en état de produire dans le corps par leur application extérieure.

Appellé pour voir un jeune garçon attaqué d'une *Iscurie*, & soupçonné d'avoir la pierre, j'ordonnai d'abord un lavement avec la térébenthine, & prescrivis ensuite un apozême diurétique, & des potions avec les eaux de saxifrage, de pariétaire, de fenoüil, de raifort, la teinture de sel de tartre, & le sirop des cinq racines apéritives : mais ces remédes n'ayant eu aucun effet, j'eus recours au demi-bain fait avec la décoction des plantes émollientes, des pois chiches rouges, des bayes de laurier & de geniévre : ceci ayant été exécuté avec aussi peu de succès, je passai une sonde dans la vessie, dont je tirai près d'une pinte d'eau par ce secours ; mais je n'y trouvai point de pierre. Deux jours après le Malade étant retombé dans le même état, une personne qui se trouva présente par accident, offrit aux parens d'envoyer chercher une huile dont il leur répondit du succès ; en conséquence ce reméde étant arrivé le lendemain matin je fus mandé pour en voir faire l'application. La personne frotta fort doucement de cette huile, environ demi-quart d'heure la région de la vessie, le pubis & le périné ; ces parties furent ensuite couvertes d'une piéce de flanelle, & le Malade mis dans le lit. Ayant attendu quelque tems en vain l'effet de ce remréde, je voulus me retirer ; mais j'étois à peine au bas des degrés, qu'on me pria de remonter : je trouvai l'enfant sur ses genoux, pissant à plein-canal. La petite vérole, dont l'iscurie fut le seul avant-coureur, comme il arrive quelquefois, parut avant le lendemain, & le jeune garçon guérit de cette maladie. L'Apoticaire qui étoit présent lors de l'application de l'huile, la prit pour celle de scorpions ; mais que ce fût celle-là, ou celle de fourmis, ou quelque autre, son action fut très-promte sur la vessie, soit en excitant celle-ci à l'excrétion, soit en relâchant son sphincter.

L'huile de fourmis employée de la même maniére, passe pour occasionner beaucoup plutôt des érections, qu'aucun des remédes conseillés intérieurement pour s'exciter à l'amour.

Pour plus grande confirmation de

l'efficacité des remédes extérieurs pour la cure des maladies internes, je rapporterai deux passages qui répondent à ce but : L'un est pris de *Rolfincius*, l'autre du fameux *Sylvius de le Boe*.

Les veines cutanées, dit le premier de ces Auteurs, étant destinées à rapporter dans les grandes branches, & de-là dans le tronc de la veine cave, le sang qui reste après avoir fourni celui qu'il faut pour la nutrition de la peau ; on comprend aisément que les corpuscules des topiques transmis par les pores cutanés dans les mêmes veines, doivent être nécessairement communiqués au sang & au cœur même. C'est par les mêmes voyes que les poisons quoiqu'appliqués très-légérement sur la peau, parviennent bientôt, confondus avec le sang, aux organes de la vie.

On doit faire, dit *Sylvius* (*a*), aussi peu de cas du génie que du sçavoir des Médecins qui rejettent l'usage de toutes sortes d'onguens, d'emplâtres & de linimens, parce qu'ils ne conçoivent pas que les substances grasses & huileuses puissent pénétrer par les membranes & les muscles de l'abdomen jusques dans sa cavité. La chose paroît à la vérité

(a) *Prax. lib. 3. c. 3. sect. 105.*

difficile ; mais l'expérience journaliére nous convainc de la cure de quelques maladies internes du bas-ventre, par le ſeul uſage des onguens & des linimens appliqués ſur cette partie. Quoique les ſeuls effets qui réſultent de l'application des ſubſtances huileuſes puiſſent ſuffire pour prouver leur entrée dans nos corps, on peut encore démontrer les paſſages par où elles y pénétrent. Toutes nos parties ſont faites de l'union & de l'aſſemblage d'une infinité d'atômes de différentes figures ; ceux-ci ne ſçauroient par conſéquent être collés ſi exactement enſemble, qu'ils ne laiſſent partout des eſpaces propres à donner entrée aux corps fluides, & ſur-tout aux ſubſtances volatiles. *Hippocrate* même a conçu cette méchanique, lorſqu'il a décidé que tout le corps étoit pénétrable.

Nous trouvons encore une autre preuve des effets manifeſtes des remédes externes ſur le ſang, dans *Philippe Salmuth* (*a*), qui pour prévenir la paralyſie dont une perſonne étoit menacée à un de ſes bras, à l'occaſion d'une chûte, lui fit frotter l'épine du dos avec des huiles chaudes, & appliquer en-

(a) *Cent. 1. obſ. 79.*

ſuite une emplâtre par-deſſus : mais le Malade fut ſaiſi d'abord après de la fiévre qui ſe diſſipa auſſi-tôt que l'emplâtre fut ôtée. Il dit avoir ſenti la chaleur ſe répandre ſenſiblement dans les vaiſſeaux, & de-là au cœur dès le premier moment de l'application du reméde. Quelques ſemaines après il conſentit, pour prévenir la perte de l'uſage du bras, à une ſeconde tentative des mêmes topiques ; mais la fiévre revint encore ; ſur quoi on les abandonna pour avoir recours à d'autres remédes.

Il n'eſt pas moins certain que les emplâtres appliquées ſur les différentes parties du corps guériſſent non-ſeulement les maux de la peau, mais qu'elles calment auſſi les mouvemens irréguliers du ſang & des eſprits, & ouvrent les obſtructions de quelques viſcéres ; ce qui paroît par l'emplâtre fébrifuge déja mentionnée ; par celles de mélilot, de bayes de laurier, &c. utiles dans la pleuréſie fauſſe : par celle de galbanum, bonne dans l'affection hyſtérique, & celle de gomme ammoniac, ſans ou avec la ciguë, qui, appliquée à tems, peut réſoudre inſenſiblement les tumeurs skirreuſes du foye & de la rate. Nous avons vû auſſi des paroxiſmes de fiévre arrêtés par des emplâtres appliquées aux poignets ; d'où il y a lieu de croire que d'autres mises sur les plantes des pieds peuvent avoir leur utilité dans quelques affections de la tête. On y en a vû mettre pour procurer le sommeil : j'ai connu même des personnes qui se le sont procuré plus sûrement & plus agréablement par le bain des pieds, que par la dose ordinaire de laudanum. Soit que la chose ait été produite par la seule qualité relâchante du remede, en détruisant les crispations & la trop grande tension des fibres, soit par quelques particules narcotiques des plantes mises dans le bain, & transmises jusqu'au cerveau par les voyes de la circulation : il importe peu pour notre dessein, puisque l'effet est toûjours produit par l'application du topique.

Si les médicamens grossiers & emplastiques, ou du moins quelques-unes de leurs parties peuvent passer dans le sang & le fluide nerveux, par la voye des pores cutanés, que ne devons-nous pas attendre des épithêmes liquides, dont les parties peuvent être rendues encore plus pénétrantes par le mélange de quelques ingrédiens spiritueux qui les mettent en état de se répandre sur le champ dans toute l'étendue du corps, & d'en rectifier les désordres.

Les frictions, soit qu'on les fasse avec un linge grossier, ou avec une brosse, produisent des effets presque incroyables ; elles ouvrent les obstructions des pores & des glandes de la peau, en brisent les sucs grossiers & croupissans, & les disposent par-là à se dissiper par les voyes de la transpiration ; après quoi il leur en succéde d'autres suivis d'une nouvelle vigueur dans le corps, comme l'observe fort bien Mylord *Verulam*, qui prétend que c'est là un des plus sûrs moyens de prolonger la vie. Voyez sur les effets de la transpiration arrêtée, & ceux de sa juste proportion, le chapitre X. de la premiére Partie de notre Traité.

Les sinapismes & les rubefacians appliqués sur les membres froids, atrophiés & paralytiques, dans la vûe d'y rappeller la chaleur naturelle & la nourriture, sont aussi de la nature des frictions.

Les jeunes Pigeons, ou autres animaux en vie, partagés par le milieu, & appliqués d'abord après aux plantes des pieds, & quelquefois sur le sommet de la tête, sont regardés comme fort utiles dans les fiévres malignes, les convulsions, &c. Le fondement d'un Pigeon exactement collé à celui d'un enfant dans des cas semblables, a une force aussi attractive, si je puis me servir de cette expression, qu'en a une ventouse. Il arrive même souvent que cet animal perd alors la vie, soit à cause des vapeurs malignes attirées du corps du Malade dans le sien ; soit à cause de la gêne & de l'interruption de sa respiration durant le tems de cette application. Aucun de ces remédes ne paroîtra ridicule à quiconque observera que les plus grands Médecins, tant parmi les Anciens que parmi les Modernes, en ont admis l'usage dans leur propre pratique. Parmi ces derniers le sçavant *Sydenham* conseille dans le *Miserere*, entr'autres remédes, un jeune Chat appliqué vivant sur le bas-ventre, & tenu quelque tems sur cette partie.

Nous sçavons par les Ouvrages de quelques Anciens, & sur-tout par celui d'un sçavant Médecin (*a*) de notre Nation, que plusieurs cures considérables ont été opérées uniquement par l'usage convenable d'un des *Non-naturels ;* je veux dire l'exercice, ou le mou-

(a) Fuller dans sa Médecine Gymnastique.

vement. Les Chinois & les Japonois entreprennent de guérir presque toutes les maladies par les remédes externes. Ils les ont même réduits à une si grande simplicité, qu'ils ne font guéres usage aujourd'hui que du feu & de l'aiguille, comme il paroît par les Relations de *Wilhelmus ten Rhyne* (*a*) Médecin de réputation qui a voyagé dans la *Chine* & le *Japon*, & a fait exactement tirer dans sa *Mantissa Schimatica*, la partie antérieure & la postérieure d'un corps humain, où les endroits que les Peuples de ces vastes Empires brûlent avec leur *Moxa*, & ceux qu'ils piquent avec l'aiguille (*b*), sont exprimés en lignes & en points plutôt mathématiques qu'anatomiques : ou, comme il sembleroit encore plutôt, en figures magiques.

On ne connoît point l'origine de cette piqûre ; on ne sçait pas non plus si cette opération est particuliére aux Chinois & aux Japonois : mais la pratique

(a) *Differt. de Arthrit. & Acupuncturâ.*

(*b*) Voyez la Description du *Moxa* & de l'Aiguille, avec les cas où les Japonois s'en servent, dans le Supplément de l'Histoire du Japon par *Kampfer*, *pag. 32. & suiv.* & dans les Chap. V. & VI. du Supplément inséré à la fin du second Tome de l'Histoire du Japon par le Pere de Charlevoix, de la Compagnie de Jesus.

de l'application du feu eſt auſſi ancienne qu'*Hippocrate* qui l'a miſe lui-même en uſage, & après lui *Galien*, *Celſe*, *Paul*, &c. Négligée cependant durant pluſieurs ſiécles, elle fut remiſe en vogue par *Severin* & *Epiphane Ferdinand*. Celui-ci nous dit y avoir eu toûjours recours dans les cas déſeſpérés, & avoir guéri par-là des maladies qui avoient réſiſté à tous les autres remédes. La méthode de la pratiquer eſt décrite par les Auteurs ci-deſſus, ainſi que par *S. Van Horn*, *Martianus*, *Salius*, & pluſieurs autres Médecins.

EXPLICATION

De la maniére d'agir de quelques Remédes externes.

POUR ajoûter encore quelque utilité à ce Traité, sur-tout en faveur des Chirurgiens, nous avons placé ici une Explication succinte tirée de *Zipæus* sur la maniére dont les principaux Remédes Chirurgicaux exécutent leur action.

Les *Emolliens* produisent leurs effets en relâchant, ou desserrant par leur douce chaleur, & leur humidité bénigne, les parties trop tendues, ou trop unies ensemble.

Les *Durcissans* unissent & joignent fortement les parties ensemble, soit en dissipant par leur grande chaleur les particules les plus tenues & les plus fluides, comme il arrive dans le skirre; ou en les retenant, & les coagulant par leur qualité froide, comme dans l'œdéme.

Les *Raréfians* opérent en ouvrant par leur douce chaleur, les pores cutanés, & en chassant en même tems en dehors sous la forme de vapeur, les humeurs raréfiées.

Les *Condensans* au contraire modérent par leur froideur le mouvement & la raréfaction de ces mêmes humeurs dont les parties s'affaissant, pour ainsi dire, les unes sur les autres, en deviennent plus serrées & plus étroitement unies.

Les *Astringens* peuvent, à cause de la conformation particuliére de leurs particules, rapprocher celles des corps qu'ils rencontrent, & les retenir unies ensemble, comme avec des petites chevilles, ou avec des cordes, d'où ces remédes sont généralement d'une nature froide.

Les *Apéritifs* capables, à raison de leurs particules minces & pointues, de s'insinuer profondément dans les corps, ils en brisent les parties grossiéres & terrestres, en ouvrent les pores, & détruisent les obstructions.

Les *Incrassans* au contraire envelopant dans leurs parties grossiéres & rameuses les particules les plus fluides & les plus volatiles des corps où ils agissent, ils les joignent ensemble, & en augmentent par-là la consistance. Ces remédes ſont généralement froids dans leur qualité.

Les *Atténuans*, ou Inciſifs ont quelque rapport avec les Apéritifs. Ils diviſent par leurs particules aigues & pénétrantes les humeurs gluantes & viſqueuſes.

Les *Emplaſtiques* s'attachant aiſément par leurs corpuſcules mols & crochus, aux parties de nos corps, ils les cimentent enſemble, & en bouchent les pores, par où leur tranſpiration ſe trouvant ſupprimée, ils en hâtent la ſuppuration.

Les *Tempérans* nommés en grec *Epicheraſica* ſont un peu ſemblables aux précédens. Ils envelopent & émouſſent par leurs particules molles & unies, les humeurs âcres & acides qu'ils rencontrent: ou bien ils en reçoivent les pointes dans leurs propres pores, & les entraînent au-dehors avec eux; ou enfin ils en émouſſent, ou en rompent les bords pointus, & les rendent incapables par-là de nuire davantage; & c'eſt par cette voye que notre Auteur prétend que les yeux d'Ecreviſſes, les poudres *teſtacées* & autres corps plus durs détruiſent les acidités.

Les *Déterſifs* pouſſés contre les ordures

dures adhérentes dans les pores, les saisissent au moyen de leurs particules raboteuses, dures & pointues, & les emportent avec eux.

Les *Répercussifs* doüés d'une qualité froide & astringente éteignent la chaleur des parties où on les applique, y empêchent l'abord des humeurs, & chassent celles qui y sont déja arrêtées : Par où la tumeur, ou l'enflûre se trouve diminuée, si elle n'est pas totalement détruite.

Les *Attractifs*, ou ceux qui attirent les humeurs, tels que les escarotiques, les vésicatoires, les caustiques, &c. produisent leurs effets par leur grande chaleur, & la subtilité de leurs parties. Ils ouvrent les pores, divisent les humeurs, & les obligent à sortir de leurs réceptacles ; quelques-uns d'eux ne font que gonfler & enflammer la partie, tandis que d'autres attirant une grande quantité de sérosité des glandes cutanées, & la raréfiant beaucoup en même tems, occasionnent l'élévation de la cuticule, où il se forme plusieurs vessies. Mais lorsque ces topiques sont doüés d'un degré de chaleur plus considérable, ou égale à celle du feu, ils brûlent la partie, & y forment une escarre.

Les *Maturatifs* sont propres par la nature de leurs parties à boucher les pores, & à enfermer par-là la chaleur naturelle en-dedans; d'où celle-ci & l'action des solides voisins s'en trouvant augmentées, les humeurs extravasées, ou plutôt arrêtées dans la partie, sont changées en pus.

Les *Stiptiques* tirent leurs effets de leur propriété astringente, rafraîchissante & dessséchante. De la même nature que les astringens & les rafraîchissans, ils se collent contre les bouches des vaisseaux ouverts, & diminuent le mouvement du sang & des esprits. Les topiques qui encrassent ou épaississent le sang, agissent de la même maniére.

Les *Sarcotiques*, ou ceux qui favorisent la génération des chairs, opérent en entretenant la chaleur naturelle de la partie, & en emportant les saletés des playes & des ulcéres : par où les sucs nourriciers se distribuent plus aisément dans leurs lévres, & se changent en des chairs loüables.

Les *Cicatrisans* desséchent plus puissamment que les précédens, mais ils ſont moins déterſifs. Ils collent, pour ainſi dire, les lévres des playes enſemble par leur qualité aſtringente.

Les Remédes exprimés ſous chacune de ces dénominations générales, ſe trouvant décrits dans les différentes matiéres médicales, il ſeroit inutile d'en dire davantage ſur cette matiére.

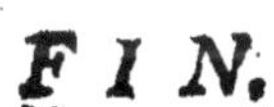

TABLE DES MATIERES

Contenues dans le second Volume.

A.

B.

C.

F.

G.

H.

J.

L

M.

N.

O.

P.

R.

S.

T.

V.

Fin de la Table des Matieres.

CATALOGUE

DES LIVRES IMPRIMEZ ou qui se trouvent chez JACQUES BAROIS, *Libraire, Quay des Augustins, à la Ville de Nevers.*

A

AMUSEMENS de la Campagne, ou Récréations historiques, avec quelques Anecdotes secretes & galantes, 6 parties en 3 volumes in 12. 6. livres.

Suite du précédent Ouvrage, 8 parties en 4 vol. in-12. 8. l.

Anecdotes du Comte Duc d'Olivares, trad. de l'Italien du *Mercurio di Siri*, in 12. 2. liv.

Art de se connoitre soi-même, par Abbadie, in-12. 2. liv.

Avent, ou Sermons prêchés pendant l'Avent, par M. Treuvé, in-12. 2. liv.

B

Biblia sacra cum Notis Franc. Vatabli : nova editio auctior & emendatior, 2 vol. in fol.

Eadem, *cartâ mediâ*, 2 vol. in-fol.

Eadem, *cartâ magnâ*, 2 vol in-fol.

Breviaire Monastique latin & françois, à l'usage des Religieuses Bénédictines, 4 vol. in-8. 40. liv.

Diurnal au même usage, latin & françois, in-8.

C

Catalogue des Rolles Gascons, Normands & François, déposés à la Tour de Londres, par M. Carte, in fol.

Catalogue des Livres de la Bibliothéque de M. de Caumartin, Evêque de Blois, in-12. 1. liv 10. sols.

——— de M. l'Abbé de Longuerue, avec une Table alphabétique des Auteurs, in-12. 1. l. 10. s.

——— de M. l'Abbé Couet, avec une Table alphabétique des Auteurs, in-12. 1. l. 10. s.

——— de M. le Normant, Evêque d'Evreux, in-12. 1. liv. 10. s.

Catalogue de M. l'Abbé de la Grange-Trianon, in-12. 1. liv. 10. s.

——— de M. Courcier, Théologal de Paris, in-8. 1. liv.

——— de M. le Peletier des Forts, avec une Table alphabétique des Auteurs, in-8. 2. liv.

——— de M. le Chevalier de Charost, avec une Table alphabétique des Auteurs, in-8. 3 liv.

Catechismus Concilii Tridentini, in-24. 1. liv. 10. s.

Catechisme du Concile de Trente, traduit en françois, in-12. 2. liv. 10. s.

Canones Concilii Tridentini. in-24. 1. liv. 10. s.

Concile de Trente, traduit en françois par Chanut, in-12. 2. liv.

De la fréquente Communion, par M. Arnaud, in-8. 5. l.

Commentaires de M. Dupuy sur les Libertés de l'Eglise Gallicane de M. Pithou, par M. l'Abbé Lenglet du Fresnoy, 2 vol. in-4.

Critique de l'Histoire d'Angleterre, de Rapin Thoyras, par Tyndal, 2 vol. in-4. 24. liv.

Isaaci Casauboni Epistolæ, edente Joan. Janssonio ab Almeloveen, 2 vol. in-fol. 30. liv.

D

Dictionnaire François-Italien, & Italien-François, par Veneroni, in-4. 15. liv.

Défense de la Grace efficace par elle-même, par M. de la Broue, Evêque de Mirepoix, in-12. 2. liv. 10. s.

Diurnal Romain, Latin & François, in-8. 8. liv.

Discours de piété, par M. Treuvé, in-12. 2. liv.

Dissertations sur l'Existence de Dieu, par Isaac Jaquelot, nouvelle édition augmentée de la vie de l'Auteur, 3 vol. in-12. 7. liv. 10. s.

E

L'Ecole du Monde en 24 Entretiens, par M. le Noble, 4 vol. in-12. 8. liv.

Eglogues de Virgile, traduites en françois, avec des Remarques par M. [illegible]aillant, in-12. 2. liv.

Eclaircissement sur la maniere dont le sang agit sur les poumons contre M. Michelotti, par M. Helvetius: avec *Ejusdem Epistola de structura Glandulæ*, in-4. 1. l. 10. s.

(On joint cet Ouvrage à l'année 1727. des Mémoires de l'Académie des Sciences.)

Entretiens de Ciceron sur les vrais biens & les vrais maux, trad. par M. l'Abbé Regnier-des-Marais, in-12. 2. l. 10. s.

Essai des Effets de l'Air sur le corps humain, par M. Jean Arbuthnot, trad. de l'Anglois par M. Boyer, Médecin de la Faculté de Montpelier, in-12. 2. l. 5. s.

G

Le Comte de Gabalis, ou Entretiens sur les Sciences secretes : nouv. édit. augm. des Génies assistans, & du Gnome irréconciliable, 2 vol. in-12. 2. l. 5. s.

H

Histoire des Démêlés du Pape Boniface VIII. avec Philippe-le-Bel, par M. Baillet, in-12. 2. l. 10. s.

Histoire de l'Isle de S. Domingue, par le P. de Charlevoix, 2 vol. in-4. 18. liv.

——La même en grand papier, 2 vol. 24. liv.

Histoire du Ministere du Cardinal Ximenès, par Marsollier, 2 vol. in-12. 4. l. 10. s.

Histoire de Henri de la Tour d'Auvergne, Duc de Bouillon, par Marsollier, 3 vol. in-12. 7. l. 10. s.

—— La même in-4. 7. l. 10. s.

Histoire du Socinianisme, avec la Vie & le catalogue des Ouvrages des Auteurs Sociniens, in-4. 6. liv.

Histoire Civile & Ecclésiastique du Comté d'Evreux, par M. le Brasseur, in-4. 6. liv.

Histoire de l'Empire Ottoman, trad. de l'Italien de Sagredo, par M. Laurens, 5 vol. in-12. 12. l. 10. s.

Histoire de l'Aggrandissement & de la Décadence de l'Empire Ottoman, par le Prince Demetrius Cantemir, Prince de Moldavie, trad. du Latin par *** 4 vol. in-12 10. l.

—— La même, 1 vol. in-4. 10. liv.

Histoire des grands Chemins de l'Empire Romain, par Bergier, nouvelle édition augmentée, 2 vol. in-4. 18. l.

Histoire & Explication des Phénomènes qui ont coutume d'accompagner les embrasemens du Mont Vesuve, par M. de Castera, in-12. 2. l. 10. s.

Horatii Opera cum Interpretatione & Notis Lud. Desprez ad usum Ser. Delphini, in-4. 10. liv.

I

Jérusalem délivrée, Poëme héroïque du Tasse, trad. par M. de Mirabaud, 2 vol. in-12. 4. l. 10. s.

Infaillibilité de l'Eglise, par l'Abbé de Cordemoi, in-12. 1. l. 10. s.

Introduction à l'Histoire Universelle depuis le commencement du monde jusqu'à la décadence de l'Empire Romain en Occident, par Daniel Thienpont, 2 vol. in-4. 15 liv.

Justification des Discours & de l'Histoire Ecclésiastique de M. l'Abbé Fleury, 2 vol. in-12. 5. liv.

L

Lettres spirituelles sur divers sujets de Morale & de piété, par le P. Quesnel, 3 vol. in-12. 6. liv.

Lettres d'Abaillard & d'Heloïse, en latin & en franç. trad. par D. Gervaise, 2 vol. in-12. 4. l. 10. s.

Lettre d'un Napolitain (D. Matheo Egizio) sur la Géographie de l'Abbé Lenglet du Fresnoy, en ce qui regarde le Royaume de Naples, avec des Explications de quelques Inscriptions anciennes, in-12. 1. liv.

M

Le Maître Italien, par de Veneroni, in-12. 2. l. 10. s.

Maximes & Sentences sur les sources & la corruption du cœur de l'homme, par M. le Marquis de la Riviere, in-16. 1 liv.

Mémoires de Guill. Burnet sous Charles II. 2 vol. in-4. 24 liv.

Mémoires de Michel de Castelnau, avec des Additions : par Jean le Laboureur ; nouv. édit. augm. 3 vol. in-fol. gr. pap. 80. liv.

Mémoires pour servir à l'Histoire d'Anne d'Autriche, par Madame de Motteville, 6 vol. in-12 15 liv.

Mémoires de Mademoiselle de Montpensier, nouv. édit. *sous presse*.

Mémoires du Comte de Forbin, 2 vol. in-12. 4 liv.

Mémoires litteraires de la Grande Bretagne, par Michel de la Roche, 16 *part.* 8 vol. in-12. 16 liv.

La Morale de Confucius, in-12. 2. liv. 10. s.

N

Le Nouv. parfait Maréchal par M. de Garsault, in-4. 10. l.

O

Oeuvres de Mes. Jacques-Benigne Bossuet, Ev. de Meaux, 10 vol. in-4. *sous presse*, gr. & pet. pap.

—— Les mêmes, 10 vol. in-fol. *Les tomes 1, 2, 3. & 4 de cette collection sont imprimés. Les tomes 5 & 6 sont sous presse*

Oeuvres de Clément Marot, avec des Notes & Additions données par l'Abbé Lenglet du Fresnoy, 6. vol. in-12. 12. liv.

P

Pratique de la Perfection chrétienne, par Rodriguès, trad. par M. l'Abbé Regnier-Desmarais, 6 vol. in-12. 15. liv.

—— La même, 3 vol. in-4. 24. liv.

Prieres à l'usage des personnes Religieuses, par un Prêtre de l'Oratoire, in-12. 1. l. 10. s.

Pseaumes de David trad. en françois par M. l'Abbé de la Roche, in-12. 2. liv.

Principes d'Histoire pour l'éducation de la Jeunesse, par l'Abbé Lenglet du Fresnoy, 6 vol. in-12. 15 l.

Ces volumes se vendent séparément.

R

Les Régles de l'Eloquence, ou la Rhétorique de M. Gibert, 3 édit. in-12. 2. l. 10. s.

Recueil de divers Ecrits pour servir d'éclaircissement à l'Histoire de France, & de supplément à la Notice des Gaules, par M. l'Abbé Lebeuf, 2 vol. in-12. 5. liv.

Recueil de Chansons, avec les airs notés, 7. v. in-12. 18. l.

Révolutions de Portugal, par M. l'Abbé de Vertot, in-12. 2. l. 10. s.

Roland furieux, Poëme héroïque de l'Arioste, trad. par M. de Mirabaud, 4 vol. in-12. 10. liv.

—— Le même en grand papier, 4 vol. 15. liv.

S

Sermons de S. Augustin sur les Pseaumes, trad. en françois, nouv. édit. augm. de deux Tables : la premiere des Passages de l'Ecriture sainte, expliqués dans le Texte ; la seconde, des matiéres contenues dans tout l'Ouvrage, 14. vol. in-12. 30. liv.

Satyres de Regnier, avec des Remarques, *Londres*, in-4. 18. l.

T

Vetus Testamentum, ex Versione LXX. Interpretum, edente

Lamberto Bos, 2 vol. in-4. 15. liv.

N. Testamentum latinum, *Rothom.* in-16. 1. l. 10. s.

La Tradition de l'Eglise sur le sujet de la Pénitence & de la Communion, par M. Arnault, in-8. 4. liv.

Traité de la Vérité & de l'Inspiration des Livres du V. & du N. Testament, par Jaquelot, 2 vol. in-12. *sous presse.*

Traité de la Messe de Paroisse, par M. Floriot, in-8. 3. l.

Traité de l'Abus, par Charles Fevret, nouv. édit. 2 vol. in-fol. 30. liv.

Traité des Eaux minérales de Passy, par M. Moulin, in-12. 2. l. 10. s.

Traité des Maladies de la Peau, avec un Appendice concernant l'efficacité des Topiques, & la maniere de leur opération, par le Docteur Turner, trad. de l'Anglois par M. ***. 2 vol. in-12. 4. l. 10. s.

Traité de toutes les Artéres du Corps humain, par M. Bertin Docteur de la Faculté de Médecine de Paris, & premier Médecin du Prince de Valachie, in-12. *sous presse.*

Théâtre ou Recueil des Comédies de M. le Sage, 2 vol. in-12. 4. l. 10. s.

V

Vérité de la Religion chrétienne, par Abbadie, 3 vol. in-12 6. liv.

L'Art de se connoître soi-même, &c. par le même, in-12. 2. liv.

Unité de l'Eglise, par M. Nicole, in-12. 2. l. 10. s.

La Vie de S. Irenée, Evêque de Lyon, par Dom Gervaise, 2 vol. in-12. 4. l. 10. s.

Vie de Rufin Prêtre d'Aquilée, par le même, 2. v. in-12. 4. l. 10. s.

Vie d'Abaillard & d'Héloïse, par le même, 2 vol. in-12. 4. l. 10. s.

Vie de Suger, Abbé de S. Denys, par le même, 3 vol. in-12. 6. liv.

Vie de M. Hermant, Chanoine de Beauvais, par M. Baillet, in-12. 1. l. 10. s.

On trouve chez le même Libraire quantité d'autres Livres sur toutes les matieres.

www.ingramcontent.com/pod-product-compliance
Lightning Source LLC
LaVergne TN
LVHW012112170826
845678LV00001BA/17

* 9 7 8 2 3 2 9 6 1 7 1 0 7 *